# ATMEN

## Lebenskraft befreien

W0192300

Spannungen abbauen,
Lebensgefühl steigern,
körperliche und seelische
Kraft freisetzen,
sich selbst erfahren.
Das GU Übungsbuch.

Elena Cardas

Zeichnungen
Ivana Hubert

Mit einem Vorwort
von Dr. med.
Volker zur Linden

GU Gräfe und Unzer

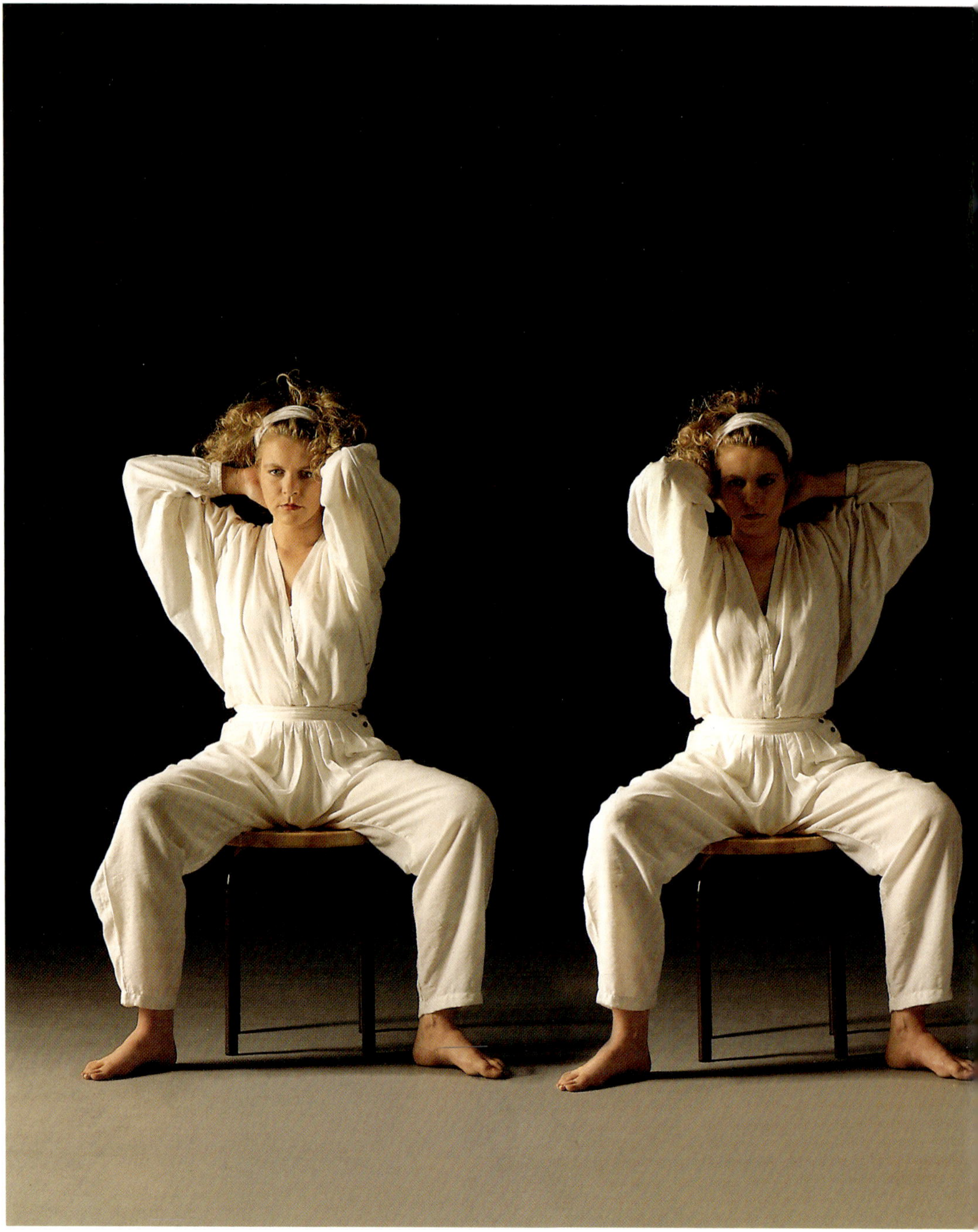

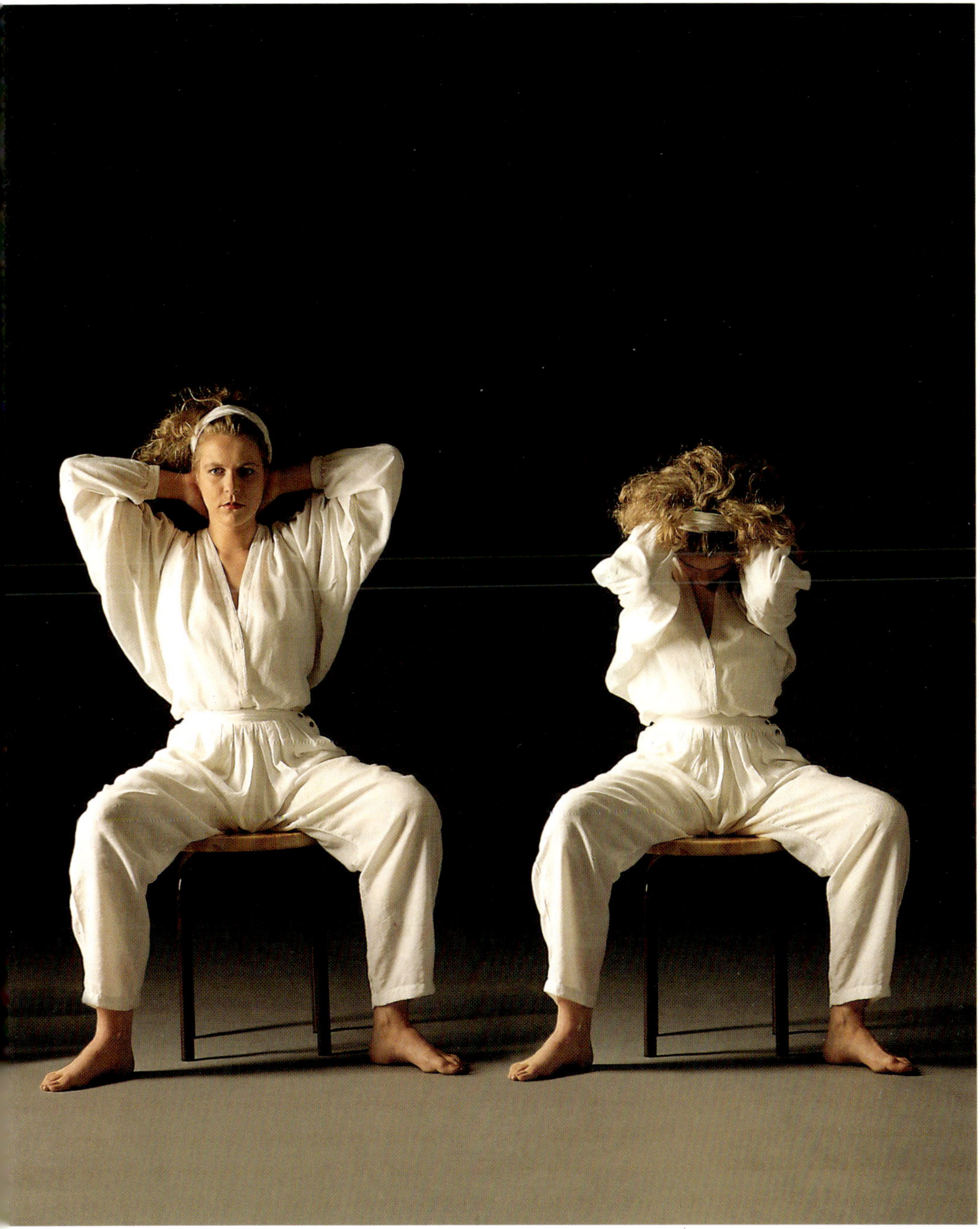

**Elena Cardas**
Gesangsstudium, Konzerte, Auslandstourneen, Lehrausbildung in Atem-Sprache-Stimme. Ausbildung zur Musik- und Atempädagogin (Anna Langenbeck, Marliese Gräfin Dürckheim und Hildegund Graubner, Schule für Initiatische Therapie Graf Dürckheim).
Seit 1979 Mitarbeiterin in einem ärztlichen Therapeutikum, daneben seit 1984 selbständig. Einzel- und Gruppenarbeit, Wochenendseminare: Erleben des Atems als befreiender Grundbewegung des Lebens in Verbindung mit Stimme, Sprache und Körper. Sich selbst erfahren in meditativer Atemarbeit.

CIP-Titelaufnahme der Deutschen Bibliothek

Cardas, Elena:

Atmen – Lebenskraft befreien: Spannungen abbauen, Lebensgefühl steigern, körperliche und seelische Kraft freisetzen, sich selbst erfahren; das GU-Übungsbuch / Elena Cardas. Zeichn.: Ivana Hubert. – 1. Aufl. – München: Gräfe und Unzer, 1989
(Ganzheitlich leben)
ISBN 3-7742-1444-1

1. Auflage 1989


Redaktion:
Doris Schimmelpfennig-Funke
Lektorat: Verena Zemme
Layout: Ludwig Kaiser
Typografie: Robert Gigler
Herstellung (DTP):
Felicitas Holdau
Fotos: Christoph Schneider
Umschlaggestaltung: Heinz Kraxenberger, Ludwig Kaiser
Reproduktionen:
Oestreicher & Wagner GmbH
Druck : Eberl GmbH
Bindung: Kösel, Kempten

ISBN 3-7742-1444-1

**Wichtiger Hinweis:**
Der Umgang mit dem eigenen Atem ist ein Weg, auf »natürlichste« Weise die eigenen körperlich-seelischen Kräfte zu wecken, zu aktivieren und zu harmonisieren.
Jeder Leser ist aufgefordert, eigenverantwortlich zu entscheiden, ob und inwieweit die in diesem Buch angebotenen Übungen dazu geeignet sind, sein physisches und psychisches Wohlbefinden zu erhalten und zu stärken. Dazu ist es allerdings notwendig, entsprechende Hinweise zu einzelnen Übungen sorgfältig zu beachten und nichts erzwingen zu wollen.

Die Nummern im Text verweisen auf die verwendeten Quellen (→ Bücher, die weiterhelfen, Seite 80)

# Inhalt

# Ein Wort zuvor

Bis ich das Manuskript dieses Buches in Händen hatte, habe ich gezweifelt, ob es überhaupt möglich sein würde, in einem Buch die so lebendige Arbeit an und mit dem Atem angemessen darzustellen, ohne langweilig-theoretisch zu werden und ohne den Leser zu überfordern. Denn wir Menschen des 20. Jahrhunderts sind mit unserem Bewußtsein so weit entfernt von den weisheitsvollen Vorgängen in unserem Körper, daß uns jeder unmittelbare Zugang zu dem, was in ihm geschieht, fehlt. Wir setzen es als selbstverständlich voraus, daß unser Körper jederzeit »funktioniert« und verlangen vom Arzt bei auftretenden »Betriebsstörungen«, daß diese mit Hilfe von Tabletten kurzfristig »repariert« werden.

Mit derartigen mechanistischen Grundvorstellungen als Folge unseres rein naturwissenschaftlich geprägten Denkens begegnen wir auch unserem Atem, und wenn wir ehrlich sind, ist das Atemgeschehen in unserer Vorstellung in der Regel nicht weit entfernt von der Funktionsweise eines Blasebalgs. Wohin diese Einstellung führen kann, sehe ich täglich in meiner Praxis, wenn Menschen sich ihr eigenes medizinisches »Diagnose-Etikett« geben, das da lautet: »Herzrhythmusstörung, vegetative Dystonie, Bluthochdruck, Darmfunktionsstörung, depressiv gefärbter körperlich-seelischer Erschöpfungszustand« und so weiter ...

Für mich aber stelle ich die Diagnose: Disharmonie im Zusammenwirken der körperlichen, seelischen und geistigen Wesensbereiche des Menschen. Dann verordne ich seit über 30 Jahren neben der notwendigen medikamentösen Therapie Atembehandlung und Atemübungen, um meinen Patienten Gelegenheit zu geben, sich selbst im eigenen Atem zu erleben und ihre innere Mitte wiederzufinden. Gleichsam als »Nebeneffekt« der Behandlung verschwinden die körperlichen Beschwerden dann meist recht bald.

Dieses Buch wendet sich an Menschen, die selbstverantwortlich bereits *vor* der Entstehung behandlungsbedürftiger Funktionsstörungen an der Erhaltung ihrer psychophysischen Gesundheit arbeiten wollen.

Dem Leser wird hier ein Übungsweg nahegebracht, der, wie Elena Cardas es so treffend ausdrückt, vom »Sich-bewußt-Werden« über »Bewußt-Sein« zum »bewußten Sein« führen soll. Mit Hilfe der Übungen erleben Sie, wie im rhythmischen Kommen und Gehen des Atems ein

Ausgleich stattfindet zwischen den Impulsen aus dem Nerven-Sinnesbereich mit seinem Zentrum im Kopf und den Einflüssen des Stoffwechsel- und Triebbereichs mit seinem Zentrum im Bauchraum. Dabei können Sie Zugang finden zu den verborgenen, tieferen Schichten Ihres Wesens. Der sonst dominierende Verstand tritt in den Hintergrund, und indem sich Ihre Herzenskräfte entfalten können, werden Sie sich Ihrer ureigenen Mitte bewußt.
Ich möchte an dieser Stelle jedem aufgeschlossenen Menschen raten, sich mit den vielfältigen Möglichkeiten dieses Übungsweges bekannt zu machen. Folgen Sie mit Geduld und Sorgsamkeit den hier gegebenen Anregungen und lauschen auf die Antwort Ihres Organismus. Die instruktiven Zeichnungen von Ivana Hubert können Ihnen dabei helfen, denn sie zeigen jeweils, wohin im Körper Sie bei den Übungen Ihre Aufmerksamkeit sammeln sollen. So erschließen sich ganz neue Erfahrungsebenen und Seins-Qualitäten. Diese in den lebendigen Alltag einzubeziehen, macht das Leben vielschichtiger, sinnerfüllter und nicht zuletzt gesünder. Seit vielen Jahren arbeite ich in diesem Sinne mit Elena Cardas zusammen. Es macht Freude, Arzt zu sein, wenn solche engagierten Mitarbeiter mit ihrem vielfältigen Wirken die therapeutischen Möglichkeiten bereichern.

*Dr. med. Volker zur Linden*

# Atem ist Leben – Atem umfaßt uns als Ganzes

Haben Sie schon einmal ganz bewußt ein lachendes oder weinendes Baby beobachtet? So ein kleines Bündel, das mit dem *ganzen Körper* fröhlich ist und dessen Schluchzen oder Schreien den *ganzen Körper* schüttelt oder rhythmisch bewegt?
Und Sie selbst? – Prüfen Sie einmal: Wie lachen Sie? Und wie weinen Sie, falls Sie es noch zulassen?
Wahrscheinlich geht es Ihnen wie den meisten von uns Erwachsenen: Sie lachen und weinen – aber lacht *auch Ihr Körper mit?*
Ist es nicht vielmehr so, daß nur noch ein Teil von Ihnen fröhlich mitlacht, und daß Sie Tränen möglichst unterdrücken, lieber gar nicht erst zulassen?

*Atmen umfaßt Leib und Seele*

Es geht jetzt nicht darum herauszufinden, wodurch unsere leib-seelischen Lebenssäußerungen unterdrückt wurden oder wie sie uns abhanden gekommen sind, sondern darum, gemeinsam zu entdecken, welch eine befreiende Rolle das Atmen in unserem Leben spielt.
Erinnern Sie sich einmal an das Bild eines schlafenden Hundes, wie er völlig entspannt – bis in alle vier Pfoten hinein – sich der Ruhe hingibt; und dessen Atem nicht nur seine Flanken ruhig-rhythmisch bewegt, sondern durch den ganzen Körper fließt. Sie könnten dieses zarte Schwingen des Atems überall, bis in sein Fell hinein erspüren.
Warum ich Ihnen das jetzt erzähle? – Weil auch Sie sicher Augenblicke völligen Entspanntseins – zum Beispiel im Urlaub beim Liegen am Strand, in einer Wiese oder auch auf dem Liegestuhl im Garten – erlebt haben, Augenblicke, in denen Gefühle wie »endlich *zu sich kommen* können«, tiefe Ruhe oder sogar Glücksempfinden in Ihnen wach werden und Sie durchströmen. Innerhalb eines solchen Durchströmtwerdens können auch Sie die ruhig-rhythmische Bewegung Ihres Atems spüren und dadurch in einen Zustand des Gelöstseins und der seelischen Harmonie gelangen.
Damit dieser Zustand, diese körperlich-seelische »Verfassung«, nicht nur für Augenblicke oder nur für kurze Zeit anhält, möchte ich Ihnen einen

*Durch den Atem die eigene Kraft befreien*

Weg zeigen, wie Ihr Atem Ihnen helfen kann, die Kraft, die in Ihnen liegt, zu entdecken und zu befreien: Diese Kraft birgt in sich Lebensmut, Vitalität, Freiheit, aber auch tiefe Ruhe und Geborgenheit. Auf diesem Weg möchte ich Sie begleiten. Schritt für Schritt.

## Seismograph unserer Befindlichkeit

Ist Ihnen eigentlich bewußt, daß schon ein Gedanke oder eine Vorstellung, daß Gefühle wie Glück, Freude, Trauer, Geborgenheit oder Einsamkeit, aber auch unsere geistige Verfassung unseren Atem ebenso beeinflussen und verändern wie der Wechsel der Jahreszeiten?

*Der Atem reagiert auf alles*

So ist es auch verständlich, daß viele Menschen in der heutigen Zeit voller Unrast, Leistungsdruck und übersteigertem Streben nach Besitz und Macht, voller Aggressionen und gefangen in Zwängen und Ängsten sich doch irgendwann der Unruhe, der Enge und der Bedrängnis ihres Atems *bewußt* werden. Verflochten mit dem vegetativen Nervensystem reagiert unser Atem auf jede Veränderung der Befindlichkeit wie ein Seismograph.

*Brustatmung erzeugt Spannungen*

Die Folgen davon spiegeln sich im immer geringer werdenden Atemvolumen oder in gepreßtem »Krampf-« oder Angstatem wider: Das heißt, in der *Brustatmung* (Flachatmung), bei der nur der obere und mittlere Lungenbereich versorgt werden, oder in der *Schlüsselbeinatmung* (Angstatmung), einer ganz oberflächlichen und unzureichenden Atemversorgung. Verbunden mit unserer meist naturwidrigen Lebensweise führt das zu wachsenden seelischen Spannungen und damit zu Verspannungen der Muskulatur (»Nimm Dich zusammen!« – »Halt den Nacken steif!«).

Der dadurch entstehende Sauerstoffmangel – in Zusammenhang mit Funktionsstörungen in Atmung, Kreislauf und Drüsensystemen – ist unter anderem Ursache für eine Unterversorgung der Organe und der Zellen mit *Sauerstoff*. Alle Zellen unseres Körpers brauchen vor allem Sauerstoff, um am Leben zu bleiben. Eine Unterbrechung der Sauerstoffzufuhr bedeutet innerhalb kurzer Zeit das Absterben der Zellen; besonders gefährdet sind die Zellen des Gehirns. Darüber hinaus kann eine ungenügende Versorgung des Körpers mit Sauerstoff zu Einschränkungen der Herzleistung führen, die Funktionsfähigkeit der körpereigenen Abwehr vermindern und damit eine Bereitschaft zu Tumorbildungen begünstigen.

*Sauerstoff: Grundelement des Lebens*

## Befreiendes Atmen

Ich möchte Ihnen die physiologischen Zusammenhänge unserer Atmung in vereinfachter Form erklären. Sie sind in Verbindung mit unseren Übungen Voraussetzung, um die ordnende und harmonisierende Kraft unseres Atems zu erfahren.

Unser wichtigster und größter Atemmuskel ist das Zwerchfell. Es liegt horizontal zwischen Bauch- und Brustraum und senkt sich im Einatem in Richtung Bauchorgane, was nicht nur eine bessere Durchblutung des Organismus bewirkt, sondern auch die Ausdehnungsfähigkeit unserer Lunge erhält. Versuchen Sie, während des Ein- und Ausatems einmal zu spüren, wie sich im Wechsel von Weit- und Schmalwerden des Lungenraums diese Bewegung auf die benachbarten Körperbereiche überträgt. Diese Elastizität können Sie unmittelbar erfahren, wenn Sie die Handrücken beider Hände auf den unteren Bereich Ihres Rückens legen. Bei dieser *Bauch-Beckenatmung* spüren Sie, wie sich Ihr gesamtes Körpervolumen ausdehnt und wie es wieder schmal wird bis hinab zum Beckenboden.

*Bauch-Becken-atmung fördert unsere Elastizität*

Da das Zwerchfell den oberen und den unteren Körperraum miteinander verbindet und nicht etwa voneinander trennt (!), können Sie das Mitschwingen im Atem – ohne Ihr Dazutun – auch oberhalb des Zwerchfells spüren. Das aber ist nur möglich, wenn die Muskulatur im Brust-, Schulter- und Nackenraum nicht durch Verspannungen oder Verkrampfungen daran gehindert wird. Zwischen muskulären und seelischen Verspannungen und Verkrampfungen besteht ein Zusammenhang. Natürlich kann man Muskelverspannungen durch Massagen, krankengymnastische Behandlung oder mit Hilfe des sogenannten *bewußten Atems*, der ziel- oder zweckgerichtet eingesetzt wird, günstig beeinflussen. Mit ihm möchte ich mich aber in diesem Buch nicht befassen, denn er erreicht uns niemals ganzheitlich. Es geht hier vielmehr um den Atem, der Sie und mich und jeden von uns, solange wir leben, bewegt, ohne daß wir darüber nachdenken: es ist der *unbewußte Atem*. Er reagiert, wie Sie schon wissen (→ Seite 9) auf jeden Eindruck von außen und innen äußerst sensibel. Darum möchte ich Ihnen Möglichkeiten zeigen, den Atem aus dieser unbewußten Labilität zu befreien.

*Bewußten und unbewußten Atem unterscheiden*

*Den unbewußten Atem erspüren lernen*

Dieser Gedanke und dieses Ziel bestimmte auch den Aufbau meines Übungsprogramms: Über das spontane Erleben eines ganz kreatürlichen, wohltuenden Impulses, nämlich des »Dehnens und Gähnens«, mit dem Sie sich – instinktiv – Atemräume (→ Seite 20) öffnen, lasse ich Sie erst einmal Ihre umbewußte, aber natürlichste Form der Tiefatmung neu kennenlernen, erleben und sich darin »wohlfühlen«. Im Verlauf unseres Miteinanderübens werden Sie das »natürliche« Fließen Ihres Atems

*Den Atem fließen lassen*

wieder zulassen können, das für Sie als Kind so selbstverständlich war. *Wenn Sie sich nicht einmischen in Ihr Atemgeschehen*, also den Einatem nicht »holen« und den Ausatem nicht herauspressen oder künstlich verlängern, werden Sie erleben, daß Sie sich wohlfühlen.

Im weiteren Verlauf unserer Übungen können Sie dann allmählich den Ihnen eingeborenen Atemrhythmus wieder zulassen und Ihrem Atem – selbstvergessen – nur zuschauen. Dadurch »erfahren« Sie *Ihren* Atem. Dieser »Erfahrbare Atem« ist, nach Ilse Middendorf (1), »ein Zustand, den Sie lernen können. Einmal begonnen, wächst Ihnen das meiste ›von selbst‹ zu und bringt Ihnen Möglichkeiten in der inneren und äußeren Entfaltung, die Sie nicht ahnen können, bevor Sie am Atem üben. Er erreicht mit heilerischer Kraft Krankheitserscheinungen, Erschöpfungszustände und Depressionen.« Im selbst-bewußten Umgehen mit Ihrem Atem werden Sie Wechselbeziehungen zwischen körperlichen Zuständen wie Fehlspannungen oder Erschlaffungen und Ihren Gefühlen, Gedanken und Verhaltensweisen finden. So wächst in Ihnen ein

*»Zu-sich-Kommen«*

viel tieferes Empfinden, nämlich die Fähigkeit, wieder »zu sich kommen« zu können. In konzentrativ-meditativen Übungen, mit Hilfe des Atems als Wegweiser, finden Sie in sich schließlich ein Zentrum der Ruhe.

Daß die Atmung nicht nur eine körperliche Funktion ist, sondern ebensosehr seelischer Ausdruck und geistiger »Mitvollzug«, ist eine jahrtausendealte Erfahrung: Schon in den Hochkulturen der Griechen, Ägypter und des Fernen Ostens wurde das Erleben des Atems in der Einheit von Körper, Seele und Geist angesehen als Grundlage für die Entfaltung der Lebenskraft, für die leib-seelische Erneuerung und für die geistige

*Bewußter Atem – ein Weg zu sich selbst*

Reife im Menschen – als ein Weg vom »Sich-bewußt-Werden« über »Bewußt-Sein« zum bewußten Sein. In diesem Sinne möchte ich auch unsere gemeinsame Arbeit am Atem verstanden wissen.

# Wie erfahre ich mich in meinem Atem?

## Empfinden – sammeln – mitvollziehen

*Atmen bedeutet nicht das Einziehen und Ausströmen von Luft, sondern ist eine Grundbewegung des Lebens* (2) – vom ersten Atemzug an!

*Die Bewegung des Atems mitvollziehen*

Ich möchte Ihnen einmal zeigen, wie Sie durch wachsendes Empfindungsbewußtsein dieses »atmende Lebendigsein« spüren können, es *mitvollziehen* können: Das bedeutet, die innere Haltung des »reinen Beobachtens« einzunehmen – nicht, um zu bewerten, sondern um mit geöffneten Sinnen wahrzunehmen.
Halten Sie jetzt beim Lesen kurz inne und versuchen Sie, Ihrem Atem nur zuzuschauen – ohne sich einzumischen, ohne ihn beeinflussen zu wollen und damit sein Gesetz zu stören.

*Übung:*
Sie sitzen aufrecht, aber entspannt, und legen die Handrücken beider Hände flach auf den mittleren Teil Ihres Rückens. Sammeln Sie sich unter Ihre Hände und stellen sich vor, daß die Haut des Rückens durch den Stoff der Kleidung die Haut der Hände spüren mag, und die Haut der Hände antwortet.
Wenn Sie dort mit Ihrem Empfinden anwesend bleiben und abwarten, werden Sie – ohne Ihr Dazutun – eine Bewegung spüren: die Bewegung Ihres Atems.
Zunächst spüren Sie sie wohl noch etwas zaghaft; aber je unstörbarer Sie in der Sammlung bleiben, desto freier entfaltet sich dieses zarte Schwingen Ihres Atems: es ist, als würde sich der Einatem an Ihren Rücken »anlehnen«. Und wenn Sie dieses Geschehen innerlich mitvollziehen, spüren Sie, daß *auch Sie selbst sich an sich anlehnen* können und dadurch bei sich selbst Rückhalt finden. Im Rückfließen Ihres Ausatems werden Sie dabei eins mit Ihrer Fähigkeit zur Hingabe, des Sichüberlassens.

*Sich an sich selbst »anlehnen«*

Das Fließen von Ein- und Ausatem ist eine sehr weiche Bewegung und fühlt sich beinahe so an, als würde sanfter Wind durch Organe und Gewebe »hindurchwehen«.

*Den Atem ganzheitlich spüren*

**Wichtig:** Sie haben eben erlebt, wie durch Sammlungs- und Empfindungsfähigkeit im Kontakt zwischen Ihren Händen und einem Bereich Ihres Körpers – ohne Ihr Dazutun – Atembewegung erfahrbar wird.
Im Laufe der Zeit werden Sie durch wachsende Sammlungs- und Empfindungsfähigkeit Ihren Atem überall in Ihrem Körper spüren können.
Diese Erfahrung ist vergleichbar einem Erlebnis, das Sie bestimmt kennen: Sie werfen in einen Teich mit ruhiger Wasseroberfläche einen kleinen Stein hinein und sehen, wie sich um die Einwurfstelle kreisförmig Wellen ausbreiten. Je ruhiger das Wasser ist, desto weiter werden sich die Wellen in weich fließenden Kreisen nach außen fortsetzen.
In gleicher Weise können Sie die Bewegung Ihres Einatems erleben:
Je mehr Sie sich im Zentrum Ihres Einatemimpulses finden, dort unstörbar bleiben und sich nur dem Fließen Ihres Einatems hingeben, desto befreiender spüren Sie, wie sich eine zarte, weitende Bewegung durch alle Gewebe hindurch fortsetzt bis in die Haut, ja, bis in die Poren hinein.

## Sammlungszentrum – Sammlungskraft

*Spüren – mit Hilfe Ihrer Hände,*

Spüren und erkennen Sie schon, wie wichtig Sammlungsfähigkeit im Umgang mit unserem Atem ist? Können Sie mitvollziehen, daß wir ein Sammlungszentrum brauchen, von dem aus sich der Atem konzentrisch in alle Richtungen entfaltet und in das er wieder zurückfließt? In diesem Zentrum, das Sie eben *mit Hilfe Ihrer Hände* spüren konnten, entsteht Sammlungskraft, entsteht und wächst die Kraft des Atems.
Je länger wir miteinander üben, desto häufiger werden Sie in der Lage sein, dieses Zentrum auch ohne die Hilfe Ihrer Hände zu spüren.

*in konzentrativer Weise,*

*In konzentrativer Weise*, das heißt: in Achtsamkeit und Bewußtseinsklarheit, gesammelt auf den Vorgang des Ein- und Ausatmens, können Sie das Einswerden von Sammlung und Atmung überall im Körper erleben.

*meditativ*

*Meditativ* mit dem Atem umzugehen in einem Zustand gesammelter Wachheit und geistiger Aufmerksamkeit – wie Sie es in den späteren Übungen kennenlernen werden – bedeutet: ein Finden, ein Sichfinden in der eigenen Mitte, im Zentrum von Ein- und Ausatem, in gesammelter Ruhe und Stille, verbunden mit allem, was ist: ein »Weg nach innen«.

## Atemrhythmus – Lebensrhythmus

Atem bewegt uns in unaufhörlich fließend-rhythmischer Bewegung, ähnlich dem ewigen Kommen und Gehen der Wellen des Meeres. *Atem ist Urrhythmus,* unmittelbares Leben, ist Bewegung im Universum wie auch im »Kosmos Mensch« – vom Beginn bis zum Ende seines Daseins.

*Zu Gelassenheit finden*

Sich im Atem erfahren, läßt Gemüt und Geist zur Ruhe kommen, bedeutet Frieden finden in sich selbst. Es hat nichts zu tun mit Denken müssen, Aufpassen sollen, Gutmachen wollen. Im Gegenteil.
Dieser uns von der Natur gegebene Atem will fließen, uns »natürlich« durchströmen.

*Warten können – Stille zulassen*

Also müssen wir ihn strömen *lassen*, uns seinen Gesetzen überlassen: *Lassen Sie den Atem kommen, lassen Sie ihn gehen, und warten Sie ab, bis er von selbst wiederkommt.* Dieses Abwarten, das Abwarten-Können nach dem »Gehenlassen« des Atems, die »Atempause« oder »Atemstille« ist ebenfalls Bestandteil seiner Gesetzmäßigkeit, ein Zustand der Ruhe: es ist die schöpferische Pause, das Einswerden mit sich auf dem Grund.
Aus dem Zentrum dieser Pause entsteht der Impuls des Einatems ganz von selbst. Überhören Sie den Impuls nicht, aber nehmen Sie den Einatem auch nicht ungeduldig vorweg. Vor allem aber verfallen Sie bitte nicht dem Irrtum oder der Faszination, diese Pause künstlich verlängern zu müssen!, sondern lassen Sie die »Endfülle« des Einatems – das heißt, wenn er nicht mehr von allein, von Natur aus Einatem sein mag – übergangslos in den Ausatem einmünden.

*Dem Atem vertrauen*

Vertrauen Sie Ihrem Urrhythmus!

# Üben im Alltag – Alltag im Üben

Die Vielfalt und Verschiedenartigkeit der Übungsformen soll Sie nicht erschrecken oder mutlos machen – im Gegenteil: Sie sind ein Angebot aus der Praxis für die Praxis; keine starren Übungsformen, kein festgelegtes Programm. Sie entstanden in meiner langjährigen Atemarbeit, basierend auf anatomisch-physiologischen Kenntnissen, gewachsen aus der Erfahrung der Gesetzmäßigkeit des Atems, seiner leib-seelischen Wechselbeziehung.

## Über das Üben

• Vor allem lassen Sie sich Zeit und gehen das ganze Buch erst einmal gründlich durch, das heißt, setzen Sie sich mit jeder einzelnen Übung so auseinander, daß Sie sie nicht nur begreifen, sondern sich ihrer Bedeutung bewußt werden.

*Den Weg der kleinen Schritte gehen*

• Dazu ist es unerläßlich, jeden Schritt auf diesem Weg mehrmals zu wiederholen, bevor Sie weitergehen.

• Haben Sie Geduld mit sich und werden nicht mutlos, wenn Sie anfangs noch nicht so recht spüren, was mit der einen oder anderen Übung gemeint ist. Wenn Sie nicht vom »Kopf« her kontrollieren müssen, ob Sie auch alles richtig machen, sondern Ihnen eine Übung durchs Wiederholen vertraut geworden ist, können Sie sich tiefer in sie einlassen und sie immer wieder neu erleben.

• Notieren Sie sich dabei Übungen nach Auswahlkriterien, zum Beispiel: »Was brauche ich? Was ist mir möglich? Was stärkt mich? Was bringt mich zur Ruhe?«

## Finden Sie selbst Ihr Übungsprogramm

*Auswählen nach eigenen Bedürfnissen*

• Nachdem Sie die Gesamtheit der verschiedenen Übungen in sich aufgenommen haben, sind Sie in der Lage, Ihre Bedürfnisse zu erkennen: Ihre Erfahrungen geben Ihnen die Freiheit, Ihre Übungen – es brauchen nur wenige zu sein – für sich selbst zu finden, in immer neuen Möglichkeiten und Kombinationen.

## Dranbleiben!

*Nochmals:*

• Haben Sie Geduld und Nachsicht mit sich auf unserem gemeinsamen Weg, damit Sie hineinwachsen können in unsere Übungsarbeit, in diesen neuen Umgang mit sich selbst, bei dem es nicht um sichtbare Leistung geht, sondern um Lebenskraft und inneren Gewinn.

• Drum: Gehen Sie's an! Tun Sie es mit Freuden, niemals als ein Muß! Und wenn nötig auch gegen die Schwerkraft von Müdigkeit, Trägheit, Traurigkeit, Zweifeln und Ängsten. Sie haben die Kraft, Sie brauchen sie nur zu befreien: »Ich will es – ich begebe mich auf den Weg – ich vollziehe es mit – ich werde es!«

*Sich auf den Weg machen*

## Wann und wie lange übe ich?

Sie sollten regelmäßig üben, etwa eine halbe Stunde täglich, möglichst zur selben Zeit, am gleichen Platz, ungestört und nie in Eile. Eine halbe Stunde am Tag sollte jeder für sich finden können und diese Zuwendung für sich selbst regelmäßig in seinen Alltag integrieren.
Sie werden bald spüren, daß die Übungen Sie in eine innere und äußere Verfassung bringen, die Sie nicht mehr verlieren möchten.

• Wenn Sie zu den Menschen gehören, die morgens »langsam anlaufen«, denen der Übergang von der Nacht in den Tag schwerfällt: Machen Sie etwa 10 Minuten lang Dehn- und Bewegungsübungen bei geöffnetem Fenster (oder draußen in der frischen Luft!). Damit können Sie den Kreislauf anregen und schon in der Früh »Atemräume« für sich schaffen (→ Kleine Sequenz zum Wachwerden, Seite 63).

*Täglich üben – auch wenn's mal schwerfällt*

• Finden Sie für unsere anderen Übungen selbst den richtigen Zeitpunkt heraus, zum Beispiel nach der Arbeit oder vor dem Schlafengehen.
**Wichtig:** Machen Sie am Abend keine vitalisierenden oder anregenden Übungen mehr, sondern konzentrative, die Sie in die Sammlung führen; üben Sie nicht mit vollem Magen.

• Nützen Sie auch die Zeit »zwischendurch«, um sich immer wieder einmal in Ihrem Atem zu spüren – während einer Arbeitspause im Büro oder daheim, während des Autofahrens oder in der Freizeit – ob Sie sitzen, liegen, stehen oder gehen.

## Wo übe ich?

Suchen Sie sich einen ruhigen Platz in Ihrer Wohnung, an dem Sie auf Ihrem Hocker (Ihrem Meditationskissen) oder Ihrer Decke – ungestört von Familie, Telefon und ohne Ablenkung – »zu sich kommen« können.

## Was ziehe ich an?

• Tragen Sie zum Üben bequeme Kleidung, am besten Hosen, die weit sind und Sie nirgends einengen (keine Jeans und kein synthetisches Material – es behindert die Hautatmung).
• Für Spür- oder konzentrative Übungen sollten Sie sich immer etwas wärmer anziehen, in jedem Fall Wollsocken; halten Sie auch eine zusätzliche Decke bereit.

## Wie übe ich mit dem Buch?

*Mit Dehnen und Gähnen beginnen*

• Lesen Sie die jeweilige Übung vorher ein paar Mal durch und nehmen sie in sich auf. Um den natürlichen Kontakt mit Ihrem Atem zu bekommen, beginnen Sie Ihre Übungen – ob Sie stehen, sitzen oder liegen –, indem Sie sich genußvoll durchdehnen wie eine Katze. Unterdrücken Sie dabei nicht ein aufkommendes Gähnbedürfnis (→ Seite 29), denn auch das ist ein Dehnvorgang: Es läßt den Einatem, ganz ohne Ihr Zutun, in Sie einströmen.
• Gehen Sie auf keinen Fall gleich zur nächsten Übung weiter, bevor die geübte nicht ein Teil von Ihnen geworden ist!

*Den Text auf Kassette sprechen*

• Besonders hilfreich ist es, wenn Sie den Text der einzelnen Übungen ganz langsam auf eine Kassette sprechen, um während des Übens nicht nur die einzelnen Phasen jeder Übung, sondern auch deren geistigen Hintergrund im Abhören mitvollziehen zu können!

*Nichts erzwingen*

• Wenn Ihnen eine Übung zunächst noch Schwierigkeiten macht – aus welchem Grund auch immer –, erzwingen Sie nichts! Gehen Sie erst einmal weiter und versuchen es später von neuem.
• Gehen Sie in kleinen Schritten voran – Sie kommen schneller vorwärts!

## Seien Sie sich immer Ihres Tuns bewußt!

*Bitte vor jeder Übung lesen*

Diesen Abschnitt sollten Sie vor jeder Übung lesen.

- Gehen Sie nie mechanisch oder rein funktionell an eine Übung heran, um »fit« oder leistungsfähig zu werden – körperliches Wohlbefinden ergibt sich sowieso als Nebenprodukt –, sonst bleiben Sie im Äußeren haften.
- Das Üben am und mit dem Atem nie als etwas ansehen, das Sie tun »müssen«, sondern als einen Weg in den Zustand des »Lassens«: ins Zulassen, ins Sich-überlassen-Können, in die gelassene Aufmerksamkeit.
- Seien Sie sich immer Ihres Tuns bewußt, so einfach die Übungen auch erscheinen. Nur wenn Sie sich in die mit dem Atem verbundenen Übungsabläufe einspüren und einleben – ohne sich mit dem Willen einzumischen! –, öffnen sich in Ihnen Räume, so daß Ihr Atem fließen kann.

*Inneres Erleben – der Mitvollzug*

- Schauen Sie beim Üben in »neutraler Distanz« und »absichtslosem Geschehenlassen« dem Atem zu, wie er kommt und geht. Versuchen Sie nie, eine Übung über den Verstand verstehen zu wollen. Sondern vertrauen Sie Ihrer Fähigkeit zur Hingabe und Ihrem inneren Wachbewußtsein. Vollziehen Sie jede Übung innerlich mit, gehen in jede Bewegung mit hinein. Das gilt besonders für alle Spürübungen, für die konzentrativ-meditativen Übungen, für die Schlußsequenz (→ Seite 31) sowie für das Nachspüren (→ unten) und das Nachruhen, die gleichwertiger Bestandteil jeder Übung sind.

*Erfahrungen reifen im Nachvollziehen*

- Pausen: Lernen Sie zu spüren, wie wichtig Pausen sind, und zu erkennen, was dabei in Ihnen geschieht – nicht nur zwischen den einzelnen Übungen, sondern jeweils als Bestandteil der Übungen im *Nachvollziehen* oder *Nachspüren*. Gemeint ist hier, das während der Übung Mitvollzogene (→ Seite 12) in »innerer Betrachtung« nachzuerleben, es in sich nachschwingen zu lassen. In diesem Nachvollziehen integrieren Sie das Wahrgenommene, und aus bisher unbewußten Zusammenhängen wird Erfahrung.
- Da unser Atemgeschehen nicht über den Verstand zu verstehen ist, sondern nur über das gesammelte Empfinden zu erfahren, möchte ich innerhalb der verschiedenen Übungen hin und wieder das Wort

»spüren« umschreiben oder differenzieren mit Begriffen unserer Sinneswahrnehmung, die über die Tiefe in uns, über das Erleben in ein »inneres Wissen« führen. Ich spreche von »innerem Mitvollziehen«, »Hingesammelt-Sein«, »Hineinhorchen«, »innerem Wachbewußtsein«, von »atmendem Lebendig-Sein«, »fühlendem Bewußtsein«, von »neutraler Distanz«, von »seelisch-geistigem Mitvollziehen«, von »absichtslosem Geschehenlassen«. Sie finden sicher allmählich Zugang zu einigen dieser Begriffe, die Ihnen helfen werden bei diesem wohl sensibelsten Dialog mit sich selbst.

*Empfindungen in Worte gefaßt*

• Lassen Sie sich genügend Zeit für Ihren Weg mit dem Atem: Jede der folgenden Übungen versorgt unseren Körper nicht nur mit vitaler Energie, sie meint den ganzen Menschen. Das heißt, nicht nur Ihr Rücken, Ihr Becken-, Schulter- oder Nackenbereich, *sondern Sie in jedem Ihrer Räume und Organe sind gemeint! Versuchen Sie im Tun und Mitvollzug, sich immer von neuem in dieser leib-seelischen Einheit wiederzufinden –* »Das bin ich in meinen Räumen.«

*Wir als Ganzes sind gemeint*

# Atemräume entdecken und erfahren

## Unsere drei Leibräume

Vergessen Sie nun einmal die anatomischen Zusammenhänge und stellen sich einen Baum vor: Je tiefer und weiter verzweigt er im Erdreich verwurzelt ist, desto kräftiger und widerstandsfähiger ist auch sein Stamm, und sein Wipfel ist weit, geöffnet und beweglich. Diesem Wurzelraum des Baumes entspricht der Untere Raum des Menschen als »Fundament unserer Leiblichkeit« (1).

Wir müssen zurückfinden zu diesen Wurzeln, zu unserer tragenden Erdkraft, in den Bereich unserer Vital- und Impulskraft, in dem Leben entsteht und wächst. In ihm ist die Quelle, die uns durch den Atem ganzheitlich ernährt. In diesem Wurzelbereich müssen wir uns wieder entdecken und uns mit Hilfe des Atems von Grund her aufbauen, um uns in den drei Leibräumen erfahren zu können.

## Unsere Atemräume

Diese drei Leibräume sind auch unsere wesentlichen »Atemräume«, das heißt, es sind Räume, die Sie durch zunehmende Empfindungs- und Sammlungsfähigkeit in der Bewegung Ihres Atems (im »Ein« und »Aus« oder im »Weit« und »Schmal«) empfinden und im Laufe der Zeit als »Räume der Kraft« erfahren können.

- *Die erfahrbare Kraft aus dem Unteren Raum* ist eine erdhafte, Basis und Geborgenheit gebende, tragende Kraft. Sie ist aber auch vital und fruchtbar – eine wachsende Kraft.
- *Die erfahrbare Kraft aus dem Mittleren Raum* ist als zentrierende, zugleich zentrierte Kraft unsere »Mittenkraft«: ein Zentrum der Harmonie, der Einkehr – ist tiefe Ruhe. Je mehr Sie sich einlassen können, durch den und mit dem Atem diesen »Weg nach innen« zu gehen, desto stärker wächst in Ihnen das Einssein mit sich selbst, das Ihnen die Kraft gibt, sich gegenüber allem, was ist, zu öffnen, ohne sich je zu verlieren.
- *Die erfahrbare Kraft aus dem Oberen Raum* ist ein Öffnen der Sinne, ein Entfalten und Bewußtwerden seelischer und geistiger Kräfte.

In diesem leib-haftigen »Zu-sich-Kommen« können Sie sich allmählich immer tiefer finden als Einheit von Körper, Seele und Geist.

## Unsere Grundhaltungen

Die folgenden Übungen umfassen unsere Grundhaltungen:
Sitzen – Liegen – Stehen sowie das Dehnen und Gähnen, das *unsere natürlichste Möglichkeit* ist, tief und wohlig *zu Atem zu kommen*. Nehmen Sie Inhalt und geistigen Zusammenhang dieser vier Übungsabläufe bewußt, in Muße und im »Zustand der Gelassenheit« in sich auf. Wenigstens einmal täglich sollten Sie eine dieser drei Grundhaltungen zwischendurch in Ihren Alltag integrieren, etwa am Schreibtisch, beim Bügeln oder Nähen, beim Warten auf die U-Bahn oder während längerer Autofahrten.

### Im Sitzen

Kennen Sie Ihre Sitzknochen? – Nein? – Dann setzen Sie sich einmal auf einen Hocker, für diese Übung mit einem kleinen Kissen darauf.

*Übung:*
Schieben Sie von rechts und links Ihre beiden Hände – mit dem Handrücken auf dem Kissen – unter die Gesäßhälften. Sie fühlen deutlich außer dem großen Gesäßmuskel links und rechts je einen kleinen harten Knochen – Ihre Sitzknochen.
Sie sind im übertragenen Sinn unsere Wurzeln, von denen aus sich unsere aufrechte Sitzhaltung nach oben hin aufbaut, und in denen wir allmählich auch mit Hilfe der Atmung unser Verwurzeltsein in uns selbst wiederfinden können.

- Um sich ihrer erst einmal bewußt zu werden, lassen Sie diese Knochen beinahe spielerisch, im rollenden Hin- und Herbewegen nach seitwärts, vorn und hinten in intensiven Kontakt mit beiden Händen kommen.
- Schauen Sie – ganz nach innen gewandt – dieser Bewegung eine Weile zu.
- Dann nehmen Sie die Hände wieder heraus.

Zunächst scheinen die Sitzknochen »verschwunden« zu sein, aber wenn Sie unvermindert in der inneren Sammlung bleiben, spüren Sie, wie sie Ihnen wieder deutlich werden: auf einmal reagiert Ihr Becken mit einem Ihnen unbekannten »Wachsein«.

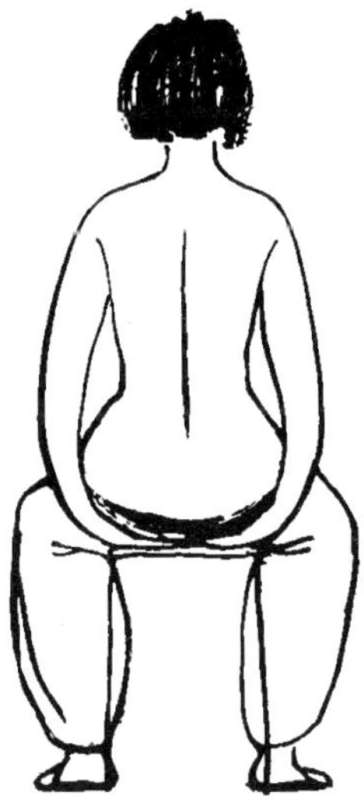

• Um diese Erfahrung reicher, sitzen Sie nun vorn an der Kante Ihres Hockers. Die Knie – in Hüftbreite voneinander entfernt – müssen etwas tiefer sein als das Becken; die Füße, in gleichem Abstand wie die Knie, im Kontakt mit dem Boden.

• Ihre Hände liegen mitten auf den Oberschenkeln, nicht auf den Knien: Sonst gibt es Spannungen im Schulter- und Nacken- sowie im Wirbelsäulen-Bereich. Der Kopf ruht entspannt auf dem aufgerichteten Nacken, so daß das Kinn nicht nach vorn oben, sondern in Richtung Brustbein zeigt, als würden Sie eine Krone tragen.

**Wichtig:** Achten Sie bitte darauf, die Haltung dieses sogenannten »Pharaonensitzes« für Übungen im Sitzen immer einzunehmen.

Zum »richtigen« Sitzen gehört grundsätzlich auch das »Geerdetsein« in den Füßen. *Darum machen wir uns zunächst einmal unsere Füße bewußt, die uns ein Leben lang tragen, die wir aber meist erst dann spüren, wenn sie weh tun.*

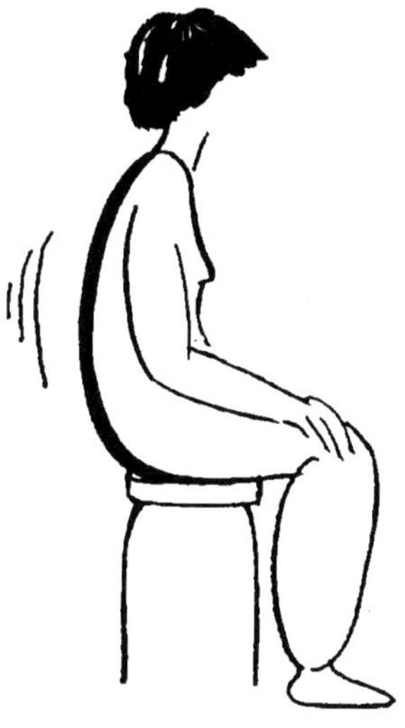

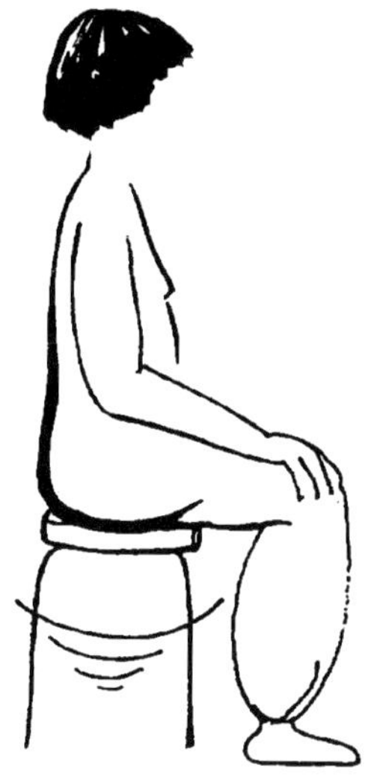

*Übung: Sich erden*

- Legen Sie den linken Fuß auf den rechten Oberschenkel, so daß Sie die Fußsohle anschauen können. Massieren Sie dann mit beiden Daumen in leicht dehnender Aufwärtsbewegung jeden einzelnen Zeh vom Zehenballenbereich bis zur Zehenspitze kräftig durch – auch die Zwischenräume zwischen den einzelnen Zehen! Es darf ruhig weh tun!
- Danach massieren Sie mit beiden Daumen die Fußsohle breitflächig durch und – ebenso kraftvoll – mit der rechten Hand die Ferse.
- Abschließend umfassen Sie Sohle und Spann Ihres Fußes mit beiden Händen, so als würden Sie ihm Schutzraum geben: Spüren und sammeln Sie sich in Ihre beiden Hände – unstörbar. Das heißt, lassen Sie sich weder von fixierendem oder analysierendem Beobachten noch von störenden Gedanken ablenken. Lauschen Sie in sich hinein, wie Ihr Atem kommt und geht und kommt und geht. Lassen Sie sich Zeit dafür.
- Führen Sie dann den Fuß zum Boden zurück, bleiben weiter in der Sammlung zwischen Fußsohle und dem »neuen Partner« Boden und spüren nach (→ Seite 18): Hat sich etwas verändert im Fuß, im Bein, in der ganzen Seite, im Kontakt mit dem Boden? Gibt es einen Unterschied zwischen rechts und links?
- Wiederholen Sie diese Übungen in gleicher Hingabe und Achtsamkeit mit dem rechten Fuß.

*Nachvollzug:*

- Ihre Füße bleiben im Bodenkontakt. Schauen Sie im inneren Mitvollziehen in den Zwischenraum zwischen Fußsohle und Erde: Können Sie dieses Miteinander von Atem, Boden und Füßen schon als ein »Geerdetsein« empfinden? Legen Sie doch noch einmal Ihre Hände unter die Sitzknochen und gehen hinein in die Bewegung Ihres Atems, bis Sie sich eins mit ihr fühlen: Wenn der Ausatem durch Sie hindurch abfließt, scheint es, als käme er in Ihren Händen an. Warten Sie in der darauf folgenden Atempause ab, bis der Einatemimpuls, sich entfaltend von innen nach außen, »anlehnt« an die Sitzknochen und damit in Ihre Hände hinein. Spüren Sie das Entstehen eines Raumes, in dem Sie sich geborgen fühlen können? – Spüren Sie auch seine Weite, durch die Ihr Ausatem in und durch Ihre Hände fließt?

So können Sie im unveränderlichen Kommen und Gehen Ihres Atems nicht nur Ihren Rhythmus, sondern auch Ihre Wurzeln erfahren und sich sehr nahe sein. Lassen Sie sich Zeit dafür.

- Danach dehnen Sie sich ausgiebig, atmen tief aus und spüren nach (→ Seite 18).

## Im Liegen

Sie liegen auf dem Rücken, am besten auf einer Decke mit einem kleinen Kissen unter dem Kopf, und wenn notwendig auch mit einem unter den Knien.
Spüren Sie einmal, was Liegen für Sie bedeutet: Liege ich nur, oder kann ich mich auch »niederlassen«? Halte ich mich irgendwo fest? Bin ich verspannt? Kann ich mich »im Kopf loslassen«, das heißt, bin ich noch von Gedanken besetzt, oder kann ich mich dem Ausatem so anheimgeben, daß er die Gedanken mitnimmt in sein Fließen? Wie ist mein Kontakt mit dem Boden: Fühle ich mich schwer, oder fühle ich mich aufgehoben und getragen? Und wo nehme ich meinen Atem wahr? Spüren Sie erst einmal in sich hinein, ob Sie im Liegen wirklich »zu sich kommen« können!

*Übung: Den eigenen Rhythmus finden*

Ihre Füße liegen entspannt 30 bis 50 cm voneinander entfernt.

- Legen Sie beide Hände auf Ihren Unterbauch zwischen Nabel und Schambein und schauen Ihrem Atem zu, wie er kommt und geht. Lassen Sie sich eins werden mit der Bewegung unter Ihren Händen und mit sich selbst.
- Stellen Sie sich einmal vor, daß Sie Ihren Ausatem auf dem Weg durch Ihren Körper hindurch begleiten. Lassen Sie sich dabei eins werden mit Ihrem Ausatem und lassen sich hineingleiten in einen Strom, der durch Ihr Becken, die Sitzknochen, durch Ihre Beine und Füße »verfließt«. Haben Sie keine Angst, sich Ihrem Ausatem zu überlassen – denn das bedeutet keineswegs eine Entgrenzung oder ein Sichverlieren. Erst wenn wir vorbehaltlos bereit sind herzugeben, können wir wieder empfangen. Der Einatem als Impuls kommt ganz von selbst; Sie brauchen ihn nicht zu holen; Einatem wird aus dem Ausatem geboren.

Jedem von uns ist ein individueller Rhythmus eingeboren, in Harmonie mit dem Urrhythmus, den wir auch im Kosmos, im Werden und Vergehen, in Tag und Nacht, in Ebbe und Flut, im Ein- und Ausatem der Natur und somit auch in uns selbst erleben. Überlassen Sie sich einmal dem tiefen Verankertsein in *Ihrem* Rhythmus.

### Im Stehen

Im Zusammenhang mit dem Sitzen haben Sie sich ja schon einmal gründlich mit Ihren Füßen beschäftigt (→ Seite 23). Konnten Sie inzwischen ein wenig mehr Kontakt zu ihnen finden? Wenn ja, haben Sie schon viel für sich getan; denn jedes Organ Ihres Körpers steht in Wechselbeziehung zu einer entsprechenden Stelle Ihrer Füße. Je mehr wir uns ihnen zuwenden, sie beleben im Zusammenhang mit dem Atem, desto mehr entspannt sich auch unser Kopf.

Jetzt aber geht es vor allem um Ihre Basis für Stehen und Gehen, um das Geerdetsein und damit um Ihre Standfestigkeit.

- Stellen Sie sich einmal so hin, wie Sie immer stehen.

Und machen sich dann bewußt, *wie* Sie stehen: Stehen Sie mit beiden Füßen *ganz* auf der Erde? Oder mit dem Akzent auf den Fersen, Ballen oder sogar mit eingezogenen Zehen?

Gehen Sie jetzt einmal sehr achtsam und ehrlich an diese Selbstkontrolle und lassen sich Zeit für Ihre Wahrnehmungen.

- Drücken Sie etwa Ihre Kniegelenke durch, so daß dadurch ein Hohlkreuz entsteht?
- Oder schieben Sie das Becken nach vorn und geben damit der Wirbelsäule eine solche Fehlhaltung, daß Ihre Atembewegung sich vorwiegend auf den Brustraum beschränkt?
- Halten Sie Ihre Schultern, oder halten *Sie sich* in Ihren Schultern fest?

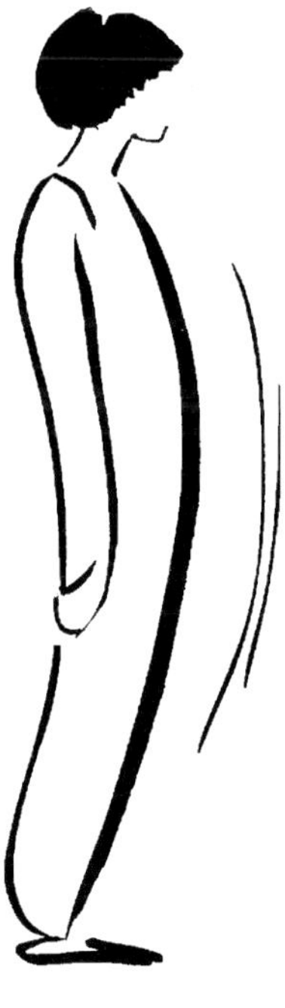

• »Werfen Sie sich in die Brust« und müssen dann zugeben, daß Sie atemlos sind? (Folgeerscheinung: schädliche Hochatmung → Kleines Lexikon, Seite 75).

• Oder ziehen Sie die Schultern – wie zu Ihrem Schutz – nach vorn zusammen, so daß der Rücken rund ist, Sie aber in Brust- und Atemraum eingeengt sind?

Haben Sie sich in einem dieser Körpersignale wiedererkannt? In der »Körpersprache« sind Fehlhaltungen Ausdruck innerer Spannungen, von Ängsten und tiefer Unsicherheit. Lassen Sie uns deshalb gemeinsam in Verbindung mit einigen hinführenden Übungen und durch die uns ernährende, uns tragende und aufrichtende Atmung Ihre Gestalt von unten her aufbauen. Im »Nachspüren« (→ Seite 18) der einzelnen Phasen der folgenden Sequenz werden Sie Veränderungen wahrnehmen und Ihr atmendes Gleichgewicht wiederfinden. Wenn Ihnen anfangs die folgenden Übungen zu anstrengend sind, üben Sie sie zunächst einzeln.

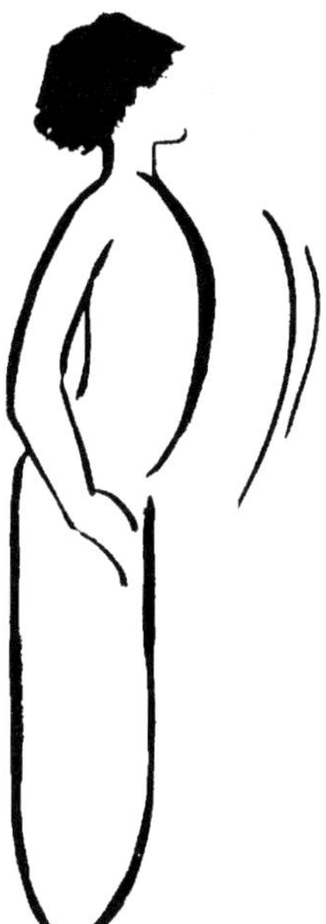

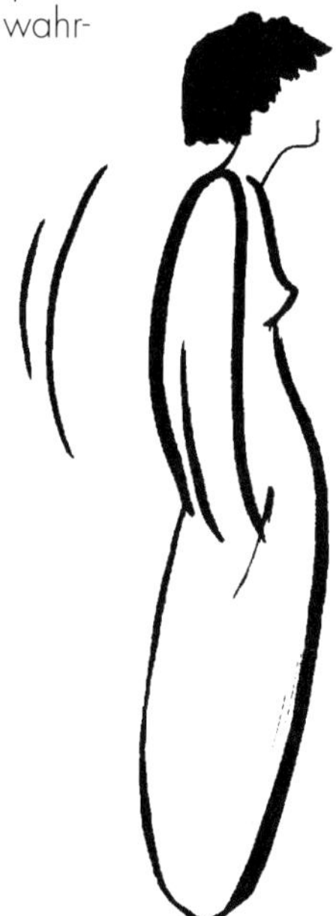

*Übung: Zu sich stehen*

Sie stehen, spüren sich in Ihren Fußsohlen und bleiben während der folgenden Übung in Ihren Füßen gesammelt.

- Belasten Sie zunächst nur die Innenkanten beider Füße und erst nach einer Weile die Außenkanten: Spüren Sie einen Unterschied?
- Geben Sie dann Ihr ganzes Körpergewicht auf die Fersen: Erkennen Sie dabei Ihre Tendenz, sich auch in den Knien festzuhalten?
- Erst dann, wenn Sie Ihr Gesamtgewicht schwerpunktmäßig auf dem Mittelfuß- und Großzehballenbereich wahrnehmen – *ohne daß die Fersen den Bodenkontakt verlieren* –, geben Sie den Fuß- und Beingelenken, die der Federung dienen, die Möglichkeit zu federn.

Denn nur, wenn die Gelenke beim Gehen und Laufen mitfedern können, werden harte Stöße, die für die gesamte Wirbelsäule und den Organismus schädlich sind, gemindert.

Diese Haltung verhindert auch, daß Sie Ihre Knie durchdrücken – heutzutage eine häufige Fehlhaltung mit schädlichen Folgen nicht nur für die Wirbelsäule, sondern auch für die Organe.

Versuchen Sie es selbst: Drücken Sie einmal die Knie durch, und lassen Sie sie wieder los. Wiederholen Sie das noch ein paar Mal. Unterschied?

Bei einer solchen Fehlhaltung über Jahre und Jahrzehnte entstehen nicht nur ein Hohlkreuz und somit ein vollkommen verspanntes Gesäß und Becken, sondern auch alle Unterleibsorgane werden unterversorgt durch diese »atemfeindliche Haltung«. Auch sexuelle Störungen können damit in Zusammenhang stehen.

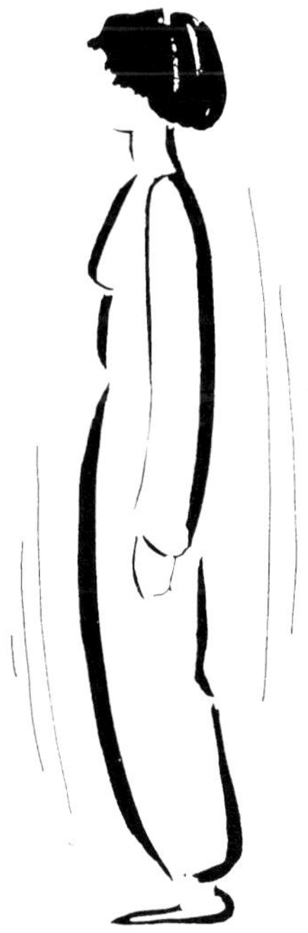

*Übung:*
Um nun auch den gesamten Bauch- Beckenbereich im Stehen als Atemraum zu erfahren:

- Spannen Sie ihn einmal sehr kräftig an (was sich bis in die Beine fortsetzt) und lassen ihn dann wieder zurückschnellen: anspannen – loslassen. Und wieder: anspannen – loslassen. Anspannen – und nun aber ganz langsam wie in Zeitlupe sich allmählich freigeben in ein wohliges Gelöstsein hinein – ohne in sich zusammenzufallen; es fühlt sich beinahe so an, als würden Ihre Eingeweide, ihrer Schwere entsprechend, nach unten fallen.
- Spüren Sie nach: In diesem *gelassenen* Zustand wird Ihnen vielleicht bewußt, wie oft Sie sich gerade in diesem Bereich, im Gesäß oder der Schließmuskulatur des Beckenbodens, anspannen, festhalten, »zusammennehmen« (etwa beim Zähneputzen? – bei einem schwierigen Telefonat? – während einer Verhandlung?).

Als Folgeerscheinung dieser Überspannungen (= innere Habachtstellung) treten oft schmerzhafte Erkrankungen im unteren Wirbelsäulenbereich auf.

*Übung: Wachstumskraft und Aufrichtung*

- Um das Geerdetsein im Stehen intensiv zu erleben, stellen Sie sich hin, die Füße in Hüftbreite auseinander, und leben sich ein in den unmittelbaren Kontakt zwischen Fußsohle und Boden.
- Versuchen Sie sich nun vorzustellen, daß Sie auf der Erde stehen und daß Sie unter dem Ballenknochen der großen Zehen, der kleinen Zehen und der Fersen je eine Wurzel haben: drei Pfahlwurzeln, die – in jeder Ausatemphase neu – immer tiefer in die Erde hineinwachsen. Warten Sie jeweils den Einatemimpuls ab, der alles Nährende aus der Erde durch die Wurzeln – immer wieder von neuem – in Sie einströmen läßt. Lassen Sie sich eins werden mit diesem Geschehen und bleiben noch eine Weile in diesem Bild. Dabei werden Sie im Ausatem Spannungen abfließen lassen und im Einatem die innere Wachstumskraft und Aufrichtung erfahren können.

## Dehnen und Gähnen – natürlichste Form der Tiefatmung

Können Sie sich eigentlich noch so richtig wohlig und ausgiebig dehnen? So, daß dabei wie von selbst als Urinstinkt ein Gähnen einsetzt? Gähnen ist nämlich auch ein Dehnvorgang und entspringt einem natürlichen Atembedürfnis, einem Sauerstoffmangel, manchmal auch einer momentanen Mangeldurchblutung des Gehirns. Ich spreche hier nicht vom verhaltenen, unterdrückten »Anstandsgähnen«, das keineswegs befreit. Im Gegenteil: Beim Anstandsgähnen drückt der Einatem einengend gegen den Brustbeinbereich. Versuchen Sie es einmal.
Ich meine vielmehr das uns mehr oder weniger aberzogene, wohlige Sichausgähnen, das wir bewundernd als kreatürlich ansehen, wenn es Katzen oder auch ein Baby instinktiv tun. Es mündet meist in ein lösendes Sichdehnen – gefolgt von befreiender Ausatmung. Gedehnt werden bei diesem tiefen Durchgähnen nicht nur Gesichtsmuskeln, Mund-, Nasen- und Rachenraum, sondern alle Atemregionen im Körper; so auch die unteren Rippenräume und ringsum die Innerwandungen des gesamten Bauch-Beckenraums bis hinab zum Beckenboden, unserer Atembasis. Stellen Sie sich das Gähnen wie eine feine Saugbewegung vor.
Dieser Vorgang fühlt sich an wie eine Art »Durchzug« zwischen dem geweiteten Mund- und Nasenrachenraum und dem gleichzeitig weit werdenden Beckenboden.
Sie können nicht gähnen? Oder nur, wenn Sie sehr müde sind? Lassen Sie es uns gemeinsam versuchen. Es ist nämlich die natürlichste Form der Tiefatmung, die Ihr ganzes Vegetativum kräftig durcharbeitet und in Bewegung bringt. Eine der erfahrensten Atemtherapeutinnen, Alice Schaarschuch, gibt uns, um ein

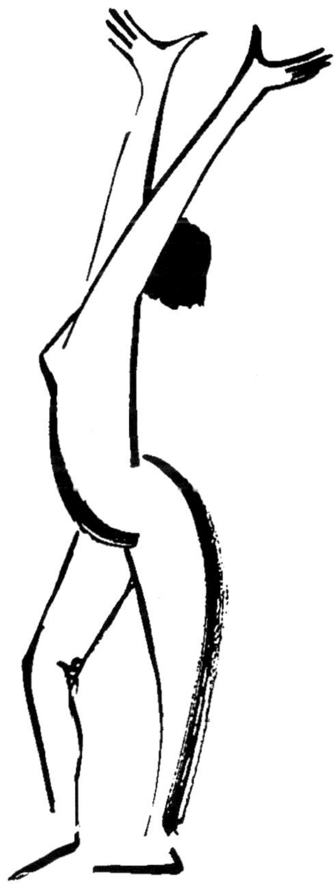

Gähnen zwanglos erzeugen zu können, folgende hilfreiche Anleitung:
• »Ahmen wir das Gähnen einmal rein äußerlich nach: Öffnen wir den Mund und Schlund so weit es möglich ist, noch weiter, immer weiter, so, als ob eine Riesenpampelmuse durch unseren Hals rutschen sollte. Fühlen wir, wie die Wölbung des oberen Gaumens höher steigt, das Zäpfchen sich hochzieht?
Die Schlundöffnung zum Hals hinunter muß sehr weit und rund werden (locker – aber nicht aufgerissen), während wir ein riesenweites, anhaltendes und lautloses ›ah...‹ einatmen. Wir hecheln es als ein kurzes, tonloses ›haha‹ – immer bei offenem Mund – jeweils wieder heraus, wiederholen das, bis der echte Gähnreiz einsetzt und wir den Mund aus eigenem Wunsch und Willen nicht mehr schließen können. Wir haben dann einfach abzuwarten, bis er sich von selbst wieder schließt, bis es sich aus- und zu Ende gegähnt hat.« (3)
• Wenn Sie sich diesem natürlichen Vorgang wohlig hingeben, wirklich überlassen können, sich nicht gedanklich kontrollieren oder körperlich festhalten, werden wie von selbst Arme und Beine, sogar Ihr ganzer Körper von diesem Dehnreiz erfaßt.
• Konnten Sie schon spüren, wie sowohl während des Gähnens als auch während des Dehnens der Einatem wie von selbst, ohne Ihr Zutun, ohne Ihren Willen in Sie eingeströmt ist? (→ Kleine Atemsequenz zum Wachwerden, Seite 63).

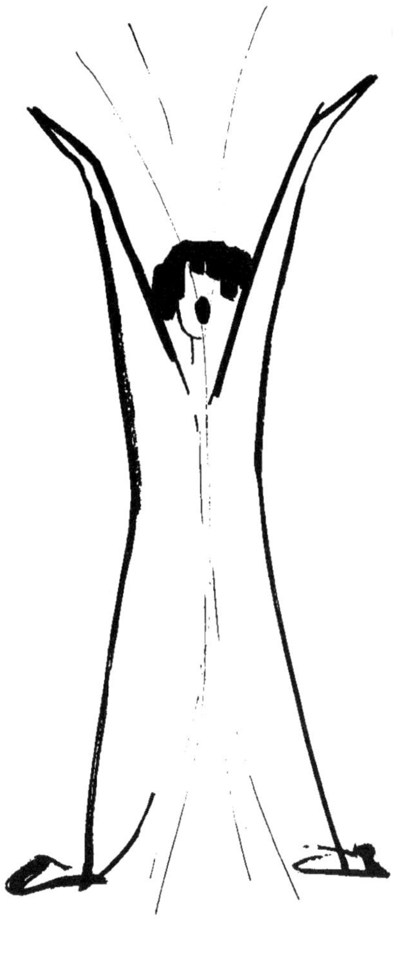

## Die Schlußsequenz

Dieser gerade beschriebene Lösungsvorgang ist gemeint, wenn ich jede der folgenden Übungen – nach einem »Nachspüren« (→ Seite 18) – abschließe mit der *»Schlußsequenz«:*

• *Dehnen – tonlos gähnend, mit geöffnetem Mund den Ausatem tief herunterseufzen. Anschließend in die Nachruhe gehen, das heißt, innerlich gelöst und zur Ruhe gekommen, das durch die Übung Gewordene integrieren.*

• Geben Sie sich dabei diesem Gähnimpuls selbstvergessen hin und damit auch dem »Durchzug-Empfinden« zwischen dem geweiteten Mund-, Nasen- und Rachenraum und dem sich dadurch reflektorisch weitenden Beckenboden.

• Es ist wichtig, sich der Wechselbeziehung zwischen diesen beiden Bereichen bewußt zu werden: So können Sie schon sehr bald erkennen, wie oft Sie sich in der Schließmuskulatur des Beckenbodens verkrampfen, festhalten oder »zusammennehmen«. Dadurch wird, wie schon erwähnt, ein Durchströmtwerden Ihrer Basisatmung, nämlich die Bauch-Beckenatmung (→ Seite 10), weitgehend blockiert. Nur durch Achtsamkeit und Selbstkontrolle lassen sich solche körperlichen Fehlspannungen beeinflussen.

• Nach einem so ausgiebigen Gähnen und Dehnen lassen Sie sich jeweils mit der Ausatmung wieder zurückschwingen (nicht zurückfallen!) in die Ausgangshaltung.

**Wichtig**: Dabei das »Durchzug-Empfinden« nicht verlieren! Integrieren Sie es allmählich in Ihren Alltag!

# Atem aus der Bewegung

## Im Unteren Raum

### Beckenpendel im Liegen

*Zum Bewußtmachen des Bauch-Beckenraums, unseres Basis- und Wurzelraums, des Raumes von Lebensimpuls- und Vitalkraft.*
*Zur Lockerung der Lendenwirbelsäule und zur Wahrnehmung der Atemkraft im Lendenwirbel-, Sacrum- und Beckenboden-Bereich.*

*Übung:*
Sie liegen in Rückenlage auf dem Boden – mit oder ohne Kissen unter dem Kopf – und lassen Ihren Rücken und Ihre Wirbelsäule Kontakt aufnehmen mit dem Boden; die Arme seitwärts ausgebreitet, die Hände mit den Handflächen nach oben (→ Foto Seite 78).
• Spüren Sie einmal innerlich dem Verlauf Ihrer Wirbelsäule nach.
• Dann ziehen Sie Ihre Füße bis ans Gesäß heran und heben die angewinkelten Beine – ohne Anspannung – so über den Körper, daß sich die Knie möglichst oberhalb zwischen Bauchnabel und Brust befinden.
• Achten Sie darauf, daß Ihr Kinn in Richtung Brustbein zeigt, damit Hals und Nacken im Verlauf der Übung nicht überdehnt oder verspannt werden.
• Führen Sie dann beide Knie zusammen nach links – möglichst bis zum Boden –, den Kopf dabei gleichzeitig in die entgegengesetzte Richtung.
• Versuchen Sie, beide Schultern in Bodenkontakt zu lassen. Werden Sie nicht gleich ungeduldig, wenn das zunächst noch nicht so recht geht oder wenn es wegen der Muskelverspannungen im Schulterbereich etwas unbequem ist.
• Sie führen dann die immer noch angewinkelten Beine über die Mitte langsam hinüber auf die rechte Seite, möglichst auch wieder bis zum Boden; den Kopf und das Fließenlassen des Atems nicht vergessen!
• Nach 5 bis 7 dieser langsamen Pendelbewegungen setzen Sie die angewinkelten Beine ab. Die Füße bleiben im Sohlen-Boden-Kontakt.
• Im Nachspüren (→ Seite 18) werden Sie Weite und mehr Leben im Bauch-Beckenraum empfinden.

## Beckenpendel in Verbindung mit dem Atem

Damit Sie nun den Unterschied erkennen können zwischen einer rein gymnastischen Übung und einem *mit dem Atem verbundenen Übungsablauf,* der Ihnen Räume öffnet und sie Ihnen bewußt werden läßt, wiederholen Sie diese Bewegungsübung, nun aber in Verbindung mit dem Atem: Sie werden dadurch erfahren, daß insbesondere der lösende Ausatem Ihre Bewegungen fließender und die anfangs noch verspannten Muskelbereiche immer nachgiebiger, weicher werden läßt. *Das gilt übrigens für alle Übungen, die wir gemeinsam machen.*

*Übung:*

Sie liegen wie eben mit angewinkelten Beinen auf dem Boden.

• In dieser Haltung sammeln Sie sich, spüren in die Tiefe Ihres Bauch-Beckenraums hinein und schauen dort Ihrem Atem zu.

• Wenn Sie dabei noch Schwierigkeiten haben, nehmen Sie zunächst Ihre Hände zu Hilfe: Legen Sie sie, mit den Handflächen zum Boden, entweder unter das Gesäß oder umfangen Sie beide Gesäßhälften mit Ihren Händen. In diesem unmittelbaren Kontakt mit sich selbst und in gesammelter Anwesenheit spüren Sie allmählich das Weit- und Schmalwerden der Bewegung bei Ein- und Ausatem.

• Nun legen Sie Ihre Arme, wieder seitwärts ausgebreitet, auf den Boden. Führen Sie dann die Knie *mit dem Ausatem* nach links auf den Boden, den Kopf gleichzeitig nach rechts. Der Ausatem geschieht auf »f«, die oberen Schneidezähne locker auf dem innersten Teil der Unterlippe. Bleiben Sie 3 bis 5 Atemzüge lang in dieser »Dehnspannung«.

• Seien Sie dabei unstörbar hingesammelt in die Tiefe Ihres Beckenraums: Denn nur so werden die Innerwandungen des gesamten Bauch-Beckenraums einbezogen in das weite, befreiende Raumgefühl, und der Strom der Einatmung fließt nicht nur in die gedehnte rechte Seite. Dabei bestünde die Gefahr, in die schädliche Hochatmung (→ Kleines Lexikon, Seite 75) zu kommen!

Lassen Sie dann – wieder in der Ausatemphase – Ihre Knie auf die andere Seite wandern. Versuchen Sie allmählich, dabei Atem und Bewegung zu koordinieren: Die Bewegung Ihrer angewinkelten Beine wird nun von der Länge Ihres Ausatems bestimmt.

• Dann überlassen Sie sich wieder dem Strömen Ihres Atems und schauen ihm zu – bei »Aus« und »Ein« im Kontakt mit Sacrum (→ Kleines Lexikon, Seite 75) und Beckenboden. (Eventuell noch mit Hilfe der Hand, die Sie auf Sacrum oder Gesäßfalte legen.)
• Diese fließende Pendelbewegung wiederholen Sie 5- bis 7mal.
• Abschließend stellen Sie die Füße wieder auf den Boden und lassen die Beine langsam in die Ausgangslage zurückgleiten – bis sie wieder gerade auf dem Boden liegen.
• Enden Sie mit der Schlußsequenz (→ Seite 31) und ruhen nach.

### Beckenkreisen um Sitzknochen

*Zur Wahrnehmung des »atmenden Beckengrundes« und zur Stärkung der Wurzelkraft sowie zur Kräftigung der Muskulatur des gesamten Beckens.*

*Übung:*
Sie sitzen auf Ihrem Hocker (mit flachem Kissen) und legen beide Hände so unter die Gesäßhälften, daß Sie die Sitzknochen und auch deren weichen Umraum spüren können.
• Sammeln Sie sich in diesem Kontakt mit Ihrem Grund und nehmen sich Zeit, um »bei sich anzukommen«.
• Damit Sie erfahren, wie umfangreich Ihr Basisraum eigentlich ist, auf dem Sie Platz, *Ihren Platz,* nehmen können, lassen Sie in langsamer Bewegung einen Kreis um die beiden Sitzknochen entstehen:
Legen Sie das Gewicht Ihres Oberkörpers zunächst auf den *linken* Sitzknochen, wobei der rechte den Kontakt zu »seiner« Hand verliert. Gleiten Sie dann nach rückwärts weiter in den Bereich *hinter* die Sitzknochen, so, daß Sie fast zwischen Steißbein und Sacrum sitzen; und gehen danach in fließender Bewegung weiter bis auf die Höhe des *rechten* Sitzknochens. Belasten Sie diesen mit Ihrem Gewicht und kippen Sie – im Weitergleiten nach vorn – Ihr Becken möglichst *vor* die Sitzknochen. Dadurch können Sie den oft tabuisierten Raum oberhalb des Schambeins völlig loslassen und freigeben.

• Setzen Sie im inneren Mitvollzug dieses langsame Kreisen 5mal in der einen und 5mal in der entgegengesetzten Richtung fort.
Verlieren Sie nie die Kreisform, die Sie mit Ihrem Becken – aber nur mit Ihrem Becken – »malen«! Der Oberkörper bleibt vollkommen passiv.
• Spüren Sie einmal selbst den Unterschied: Wenn Sie den Oberkörper – vielleicht sogar bis in die Schultern hinein – einbeziehen, vermindert sich die Intensität des Kontaktes zwischen Sitzknochen und beiden Händen um ein Vielfaches. Nur wenn die Kreisbewegungen ausschließlich im und mit dem Becken vollzogen werden, ist der Kontakt zwischen Sitzknochen und Händen eindeutig und kräftig.
Die gesamte Muskulatur des Beckenbereichs wird gedehnt und damit die Atmung in unserem untersten Atemraum wahrnehmbar aktiviert.
• Sie haben während dieses Kreisens nicht nur die Sitzknochen, sondern auch Ihr Steißbein und Ihr Schambein kennengelernt. Diese vier Knochenpunkte, miteinander verbunden, ergeben unser »Wurzelquadrat«, das im Zusammenhang mit dem Sacrum die Basis unserer Aufrichtung ist (→ Sitzen, Seite 21).
• Versuchen Sie, im Nachvollzug (→ Seite 18), dieses Wurzelquadrat und den weichen, schaligen Umraum der Sitzknochen in Ihren Händen zu spuren; lassen Sie sich eins werden mit Ihrer Atmung im Beckengrund.
Erst dann geben Sie die Hände frei, gehen in die Schlußsequenz (→ Seite 31) und ruhen nach.

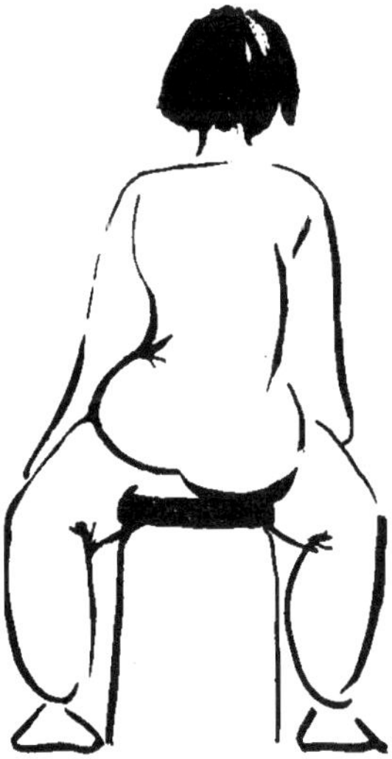

## Sequenz: Schaukelsitz – Beckenkippe – Beckenwiege

*Als »Schrittmacher für Atem und Stimme« (4) erfahren Sie, im Zusammenhang mit den Bewegungen dieser Übungssequenz, Ihren eigenen Atemrhythmus: im mühelosen Wechsel und als weich ineinander fließende Bewegung von Ein- und Ausatem.*

Die folgenden Übungen bilden eine Sequenz. Sie bauen aufeinander auf, sind aber auch jede für sich allein wirksam und einzubauen in Ihr Übungsprogramm.

## Schaukelsitz

*Übung:*

Sie sitzen auf der vorderen Hälfte Ihres Hockers, umfassen mit gefalteten Händen eines Ihrer beiden Knie und lassen sich selbstvergessen ein in eine Schaukelbewegung.

- Ihre Arme sind gestreckt; Ihr Rücken wird immer runder, je wohliger Sie sich mit dem Gewicht Ihres Oberkörpers beim Zurückschwingen in die Weite Ihrer »Rückenwanne« hineinlehnen.
- Schaukeln Sie sich allmählich in Ihren Rhythmus ein, so, als säßen Sie in einem Schaukelstuhl; lassen Sie sich Zeit dafür.
- Spüren Sie, wie der *Ausatem in der Schaukelbewegung nach vorn* erfolgt? – Und spüren Sie auch, wie *der Einatem im Rückwärtsschwingen* ganz von selbst in Sie einströmt?
- Wiederholen Sie das während des Tages immer wieder einmal. Denn es ist wichtig, den mühelosen Wechsel zwischen »Aus« und »Ein« oft genug zu erfahren – bis er Ihnen voll bewußt geworden ist.

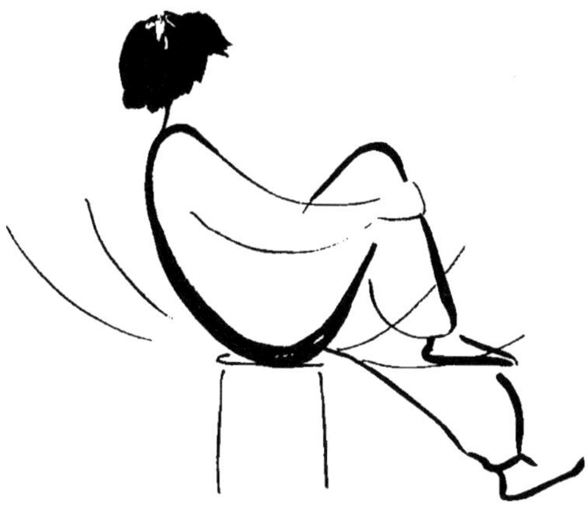

• Später lassen Sie dann, wie absichtslos, mal irgendeinen Ton als »Klang gewordenen Ausatem« einfließen, ohne dabei Ihren Schaukelrhythmus zu verlieren.
**Wichtig:** Die Erfahrung dieser und der folgenden Übungen der Sequenz kann Ihnen helfen, vor dem Sprechen, zum Beispiel in Erregung oder bei Lampenfieber, nicht »Lufthölen« oder »nach Luft schnappen« zu müssen, sondern sich vom Einatem »inspirieren«, ihn »inspiratorisch« kommen zu lassen.

## Beckenkippe

Bevor Sie darangehen, diese und die folgende Phase der Sequenz zu üben, lesen Sie noch einmal den Abschnitt über das Sitzen durch (→ Seite 21), um sich in den Sitzknochen bewußt zu verankern, bevor Sie aus dieser Grundhaltung in eine Bewegung übergehen.

*Übung:*
Sie sitzen geerdet; die Knie sind in Hüftbreite voneinander entfernt, eine Hand liegt auf dem Unterbauch zwischen Nabel und Schambein, die andere mit dem Handrücken auf dem Sacrum, direkt über der Gesäßfalte.
• Gehen Sie in inneren Kontakt mit Ihren Sitzknochen und Ihrem »Wurzelraum«, bevor Sie mit der Kippbewegung beginnen.
• Verlagern Sie das ganze Gewicht Ihres Oberkörpers langsam nach rückwärts, weit *hinter* die Sitzknochen, so daß Sie zwischen Steißbein und Sacrum sitzen – lassen Sie sich dann wieder aufwachsen *auf die Höhe* der Sitzknochen – weiterfließen *vor* die Sitzknochen – *zurück auf die Höhe* – wieder *hinter* die Sitzknochen – und so fort, bis Ihnen die Bewegung geläufig ist.
**Wichtig:** *Sehr langsam* und ganz nach innen gewandt vollzogen, macht diese Übung in gleitender Bewegung den oft schmerzenden Bereich zwischen Sacrum und Lendenwirbelsäule geschmeidig und stärkt ihn allmählich.

## Beckenwiege

*Um die verschiedenen Bewegungen der Sitzknochen, die Dehnungen der Beckenmuskulatur, die Impulse und das Fließen des Atems im Wurzelraum differenziert wahrnehmen zu können, legen Sie beide Hände unter die Sitzknochen.*

*Übung:*

- Lassen Sie sich in genau den gleichen Bewegungsablauf ein wie in der Beckenkippe, nur mit dem Unterschied, daß jetzt, in Verbindung mit dem Atem, die Kippbewegung zu einer weich fließenden Wiegebewegung wird.
- Versuchen Sie, im Kontakt zwischen Sitzknochen und Händen zu bleiben und im inneren Mitvollziehen eins zu sein mit dem gemeinsamen Rhythmus der Wiege- und Atembewegung: *Ihr Atemrhythmus ist es, der jetzt den Fluß der Bewegung bestimmt.*

Beginnen Sie die Wiegebewegung wie bei der Beckenkippe (⟶ Seite 37) mit der Verlagerung Ihres Gewichts rückwärts-abwärts rollend, weit *hinter* die Sitzknochen, lassen sich breit nieder auf Ihrem Sacrum – dabei nachgebend und sich rundend in Nacken und Rücken. Die Lendenwirbel und die Muskulatur Ihres Beckens werden dadurch stark gedehnt, *so daß der Einatem ganz von selbst einfließt in diesen weiten, vergrößerten Atemraum.*

- Die beginnende Ausatmung mit beinahe tonlos aus dem Bauch gehauchtem – nicht geblasenem – »hu« läßt Sie über die Höhe der Sitzknochen nach vorn gleiten bis zum Schambein. Durch diese Bewegung »öffnet« sich nicht nur Ihr Brustraum, sondern auch Sie selbst öffnen sich in völligem Loslassenkönnen Ihres Unterbauchs.
- Die Bewegung geschieht in der Länge der Ausatmung bis in die Atempause hinein, denn diese ist noch Bestandteil der Ausatemphase (⟶ Seite 14). Gehen Sie im inneren Hinschauen in diese scheinbare »Leere« der Atempause hinein, bis Sie den Impuls spüren für den Einatem, der Sie mitnimmt in ein »Sichanlehnen« an die höhlige Innerwandung Ihres unteren Rückenraums. Die Ausatemphase sollte allmählich länger werden als die Phase des Einatems.

Als Hilfe dafür: der Ausatem auf »f« (⟶ Beckenpendel, Seite 33).

• Durch die im Verlauf des Übens immer weicher und fließender werdende Wiegebewegung erfahren Sie – vor allem im Nachvollzug – Ihr Wurzelquadrat zwischen beiden Sitzknochen sowie Schambein und Steißbein immer bewußter.

• Enden Sie mit der Schlußsequenz (→ Seite 31) und ruhen nach.

**Wichtig:** Die Einatemphase vorläufig nicht zu lang werden lassen! Nur bis zur Endfülle (→ Seite 14): Nehmen Sie nicht mehr als Ihnen zusteht, sonst macht sich ein Stau im Brust- und Schulterbereich bemerkbar! Versuchen Sie aber auch, nichts festhalten oder behalten zu wollen, sondern lassen Sie den Atem, ohne ihn anzuhalten, unmittelbar in das Fließen des Ausatems einmünden. Vielleicht wächst aus diesem Erleben die Erkenntnis, daß das einzig Beständige die Wandlung ist.

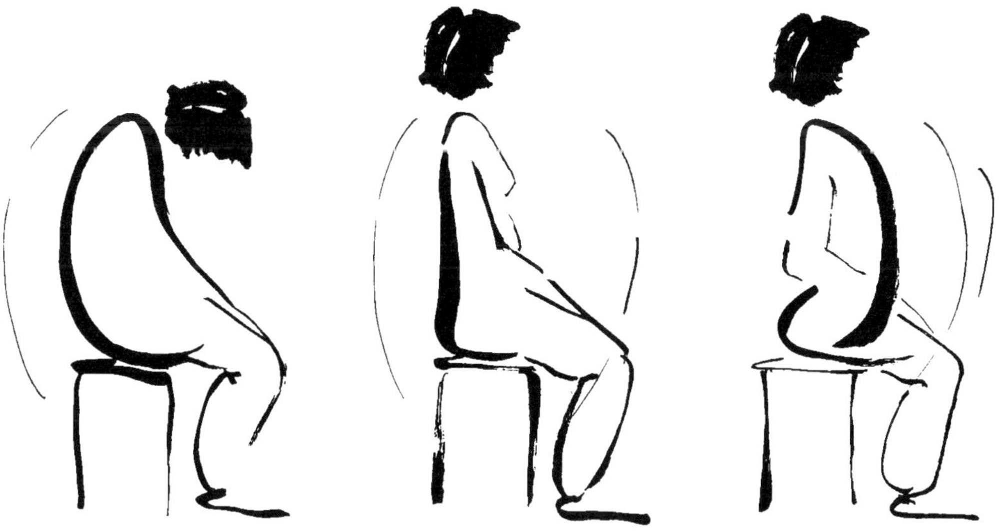

## Im Mittleren Raum

### Sequenz: Organring, Flanken und Achselhöhlen bewußtmachen

*Zum allmählichen Erfahren der eigenen Mitte – nicht nur als Atemraum, sondern als ein Zentrum von Ruhe, als Raum seelischer Kraft.*
*Zur Lockerung, Belebung und Weitung des Mittleren Atemraumes – Sitz der zentralen Körperorgane und des Zwerchfells.*

### Organring bewußtmachen

*Übung:*
Sie sitzen auf Ihrem Hocker in Kontakt mit Ihrem Wurzelquadrat, geerdet zwischen Fußsohlen und Boden. Beide Hände liegen breitflächig auf der Magengrube.
• Von dort aus streichen Sie kräftig zunächst mit der rechten Hand über den rechten Rippenbogen (der Leber und Gallenblase schützt), über die Flanken und die rechte Niere bis zur Wirbelsäule und wieder zurück. Wiederholen Sie das ein paarmal.
• Dasselbe vollziehen Sie links: Einige Male ebenso kräftig über den linken Rippenbogen streichen (unter dem die Milz liegt), über die Flanken und die linke Niere bis zur Wirbelsäule und zurück. Gehen Sie abschließend hinein in ein Streichen mit beiden Händen rund um die Mitte und entdecken dabei Ihren »Mitten- oder Organring«.
• Im Nachvollziehen (→ Seite 18) spüren Sie deutlich das Schwingen dieses »lebendig« gewordenen Raumes.

### Flanken bewußtmachen

*Übung:*
Greifen Sie nun mit der rechten Hand – der Daumen liegt vorn – einmal kräftig in die Haut Ihres rechten Flankenbereichs, das heißt, in den weichen Teil unterhalb des Brustkorbs hinein. Nennen wir es: »Hautabziehen«.
• Behalten Sie diesen Haut- und Gewebewulst fest im Griff und bleiben dort – auch wenn es noch weh tut – unstörbar im inneren Hinschauen während der Ein- und Ausatembewegung: Nur so spüren Sie, wie der Einatem diesen Hautwulst weitet,wie er sich bis in Ihre Hände hinein

»anlehnt«. Es ist, als würde der Ausatem durch den Wulst hindurch in Ihre Hände wieder zurückfließen! Spätestens jetzt läßt der Schmerz vollständig nach; er verwandelt sich sogar, je mehr Sie sich diesem Atemgeschehen hingeben, in ein sich steigerndes Wohlgefühl.

- Bleiben Sie so 3 bis 5 Atemzüge lang. Dann lösen Sie den Griff während einer Ausatemphase, lassen die Hände wie schützende Schalen dort noch für etwa 3 weitere Atemzüge ruhen und geben den Flankenraum frei.
- Wiederholen Sie – nach einer kleinen Pause – das »Hautabziehen« auf derselben Seite ein Stückchen weiter oben direkt über den Rippen.
- Spüren Sie den Unterschied zwischen rechts und links?
- Wiederholen Sie dieses »Hautabziehen«, dieses »Sich-selbst-in-die Hand-Nehmen«, auf der linken Seite. (→ Hundegriff, Seite 71)

## Achselhöhlen bewußtmachen

*Übung:*

Abschließend legen Sie Ihre Hände flach unter die Achselhöhlen (die Unterarme über dem Brustraum gekreuzt). Der Atem reagiert sofort: So werden Sie sich selbst Partner und verbinden sich im »Aus« und »Ein« mit dem Fließen Ihres Atems. (5 bis 7 Atemzüge lang.)

- Legen Sie dann die Hände locker auf die Oberschenkel zurück und spüren dem Gewordenen nach (→ Seite 18).

## Kreisen des gesamten Organ- und Flankenrings

Ähnlich wie beim Beckenkreisen lassen Sie jetzt Ihren gesamten Organ- und Flankenring – einige Male nach links, einige Male nach rechts herum – in eine horizontal kreisende Bewegung kommen. Möglichst ohne Ihren Schultergürtel und das Becken in dieses Kreisen einzubeziehen.

- Zur Ruhe gekommen, legen Sie eine Hand breitflächig auf die Magengrube, den Handrücken der anderen gegenüber auf den Nierenraum. Sammeln Sie sich in das Zentrum zwischen Ihren beiden Händen und spüren dort im Schwingen Ihres Atems: »Das bin ich.«
- Enden Sie mit der Schlußsequenz (→ Seite 31) und ruhen nach.

## Sequenz: Federnder Impuls – Bauchschnellen – Hundehecheln – »Hauch und Gähn«

Die folgenden Übungen bauen aufeinander auf, sind aber auch jede für sich allein anwendbar und einzubauen in Ihr Übungsprogramm.

### Federnder Impuls

*Um das Zwerchfell zu stärken, es beweglich werden zu lassen und elastisch zu erhalten,* sollte man Übungen aus der folgenden Sequenz in sein tägliches Programm aufnehmen.

*Übung:*

Sie sitzen auf dem Hocker in Kontakt mit Ihrem Wurzelquadrat, geerdet zwischen Fußsohlen und Boden. Legen Sie nun beide Hände übereinander auf den Nabelraum und spüren unter ihnen die Bewegung Ihres Atems.

Werden Sie sich dieser Bewegung noch einmal voll bewußt, weil sie in ihrer physiologischen Gesetzmäßigkeit Voraussetzung ist für die federnde Bewegung Ihres Zwerchfells.

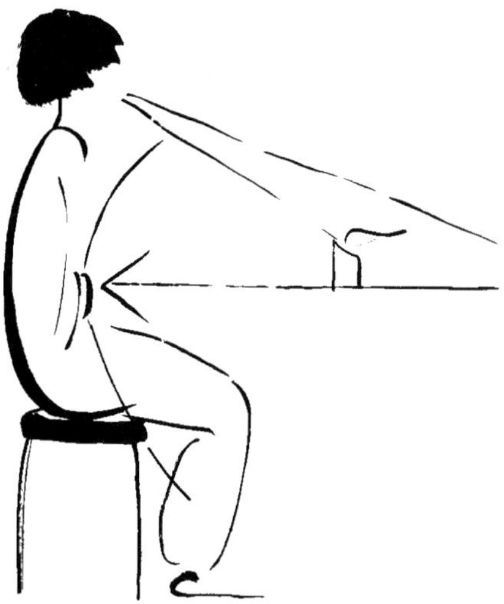

- Während des Einatems weitet sich der Nabelraum in Ihre Hände, während des Ausatems sinkt er – schmal werdend – in die Ausgangslage zurück.

**Wichtig:** *Schulter-, Nacken- und Brustraum sind und bleiben während der ganzen Sequenz vollkommen passiv!*

- Gehen Sie nun dazu über, den Ausatem auf »f« ausströmen zu lassen. Unter Ihren Händen spüren Sie dabei zunächst nur, wie sich der Ausatem dadurch um einiges verlängert; die Einatemphase dagegen bleibt unverändert. Der Bauchraum weitet sich in Ihre Hände: 10 bis 15 Atemzüge lang.
- Erst dann versuchen Sie, sich einmal vorzustellen, daß Sie mit diesem »f« eine Kerze ausblasen wollen:

*Pusten* Sie dabei aber nicht, sondern *blasen* Sie aus »Leibeskräften« und ziehen *gleichzeitig mit dem Blasvorgang den Bauch kräftig nach innen*.

• Bleiben Sie gesammelt im Kontakt zwischen Händen und Nabelraum und achten nur auf diesen »f«-Ausatem, solange er fließt. Keinerlei zusätzlichen Akzent mit Ihrem Oberkörper! Nur Ihr Bauch bewegt sich.

• Dann, im gleichen Moment, in dem die Lippen die »f«-Form freigeben und sich leicht öffnen, lassen Sie den Bauch los – einfach locker fallen. Dadurch federt oder schnellt er in Ihre Hände zurück, *so daß die Einatmung reflektorisch, das heißt, von selbst wieder einsetzt.*

• Üben Sie diesen Bewegungsablauf erst einmal langsam! Und lassen Sie sich für diesen Teil der Sequenz genug Zeit! Sie spüren den Wechsel von »Aus« und »Ein«, das heißt den Wechsel zwischen »f«-Ausatem und der Rückfederung beim lockeren Fallenlassen des Bauches zunächst unter Ihren Händen; allmählich aber als federnde Bewegung Ihres ganzen Mittenrings.

Wichtig: *Niemals den Einatem »holen«, sondern sich vom Einatemimpuls (spürbar im Bauchraum!) überraschen lassen!*

• *Die Übung immer mit der Ausatmung beginnen!*

• *Die Federung geschehen lassen und niemals aktiv unterstützen wollen! Passiv bleiben im Brust- und Schulterraum!*

• Legen Sie zur Kontrolle eine Hand auf den Bauch, die andere auf die Brust: Nur die Hand auf dem Bauch wird durch die Federung kräftig bewegt!

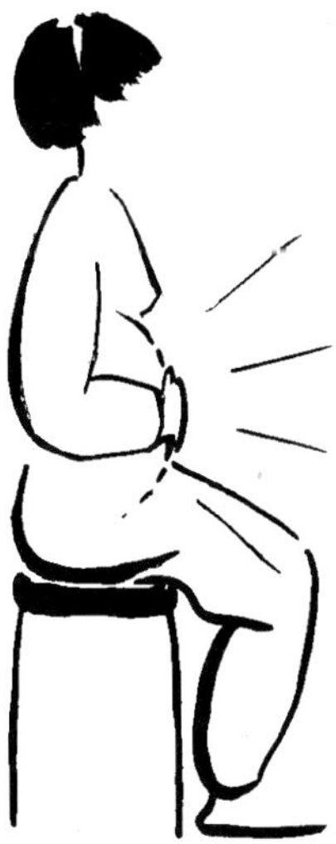

## Bauchschnellen

*Übung:*

Sie sitzen auf dem Hocker – gesammelt und verankert in Ihrem Wurzelquadrat –, geerdet zwischen Fußsohlen und Boden; die Hände auf dem Nabelraum.

Statt eines »f« atmen Sie nun *kurz und sehr kräftig* ein »ft« durch die Lippen aus und versuchen, *gleichzeitig mit dem Impuls* unter Ihren Händen, den *Bauch ebenso kurz und kräftig einzuziehen und ihn sofort wieder in Ihre Hände zurückschnellen zu lassen. Hierbei setzt die Einatmung beim Zurückschnellenlassen des Bauches auch wieder ganz von selbst ein.*

**Wichtig:** Diese Intensität des »ft«- Impulses für das »Bauchschnellen« unbedingt beibehalten: Lieber anfangs nur 5- bis 7mal federn lassen, falls es Sie noch anstrengt! Steigern Sie das Bauchschnellen bitte nur allmählich, sonst besteht die Gefahr, daß Sie sich dabei in Brust- und Schulterraum verspannen und in die schädliche Hyperventilation (⟶ Kleines Lexikon, Seite 75) kommen. Und gerade das Gegenteil davon soll erreicht werden: Durch dieses intensive Federn werden die Lunge und der ganze Körper rhythmisch bewegt.

Bleiben Sie innerlich während der gesamten Übung im Bauchraum anwesend und überlassen sich ganz dieser beinahe fröhlichen Kraft des federnden Schwingens. Lassen Sie sich von ihr mitreißen, als ob Sie auf Ihrem Zwerchfell tanzen oder trampolinspringen würden.

## Hundehecheln

Sie kennen sicher das Hecheln eines Hundes nach schnellem Laufen und erinnern sich daran, wie sein gesamter Flankenraum dabei durchschüttelt wird. Mit genau diesem Hecheln – *aber langsamer* – und der damit verbundenen elastischen Schüttelbewegung können Sie Ihr Zwerchfell und damit Ihre Atmung nachhaltig kräftigen.

*Übung:*

Sie sitzen auf dem Hocker – gesammelt und verankert in Ihrem Wurzelquadrat –, geerdet zwischen Fußsohlen und Boden; die Hände auf dem Nabelraum.

- Öffnen Sie ein wenig den Mund und versuchen einfach, das Hecheln eines Hundes nachzuahmen.
- Genau wie in den vorigen Übungen entsteht und beginnt der federnde Impuls selbstverständlich mit der Ausatmung und – ohne jede Beteiligung des Schulter- und Brustbereiches – im Bauchraum! Er mündet ein in eine elastische Hechelbewegung.

Überlassen Sie sich auch jetzt wieder – ohne locker sein zu *wollen* – diesen reflektorischen Impulsen zwischen »Aus« und »Ein« und dem Durchschütteltwerden.

- Wenn Sie sich nach ein paar Wochen des Übens sicher und wohl in dieser federnden Mitte fühlen, beschleunigen Sie allmählich das Hecheln, und
- schließen Sie leicht den Mund, was die federnde Bewegung keineswegs beeinträchtigt, *denn Aus- und Einatem fließen nun durch die weit geöffnete Nase »hechelnd« weiter.*
- Lösen Sie allmählich die Hände vom Nabelraum – nicht aber Ihre Achtsamkeit –, damit Sie nicht in die schädliche Hyperventilation (→ Kleines Lexikon, Seite 75) kommen.
- Hecheln Sie nie zu lange (höchstens 30mal). Enden Sie mit der Schlußsequenz (→ Seite 31) und ruhen nach.

»Genießen« Sie danach – ohne sich aus der Mitte und Basis zu entlassen – im gesamten Bauch-Beckenraum den Sie kräftig durchströmenden Atem. Die alten Chinesen, ohne physiologisches Wissen im heutigen Sinne, empfanden diesen Raum als »Atem-Meer«.

## »Hauch und Gähn«

*Um nicht nur den angeregten Atem zur Ruhe kommen zu lassen, sondern darüber hinaus sich selbst im Beckengrund finden und in dieser tragenden Basis verankern zu können, möchte ich an diese Sequenz folgende konzentrative Übung anschließen.*

*Übung:*

Sie sitzen mit einem kleinen Kissen auf Ihrem Hocker und legen Ihre Hände breitflächig so unter die Sitzknochen, daß sich die Kuppen der Mittelfinger möglichst berühren. Öffnen Sie Ihre Hände weit, und versuchen Sie, Ihre Hände so aufzufächern, daß Sie sowohl den knöchernen Bereich (Sitzknochen und Steißbein) als auch die Schließmuskulatur und das weiche Gewebe Ihres Beckengrundes spüren.

- Lassen Sie sich mit Ihrem Körpergewicht wohlig auf Ihren Händen nieder und geben dabei ein wenig nach in Lendenwirbelsäule und

Nacken. »Kommen Sie bei sich an«, versuchen Sie, sich unstörbar hinzusammeln in den Kontakt zwischen Händen und Beckengrund und lassen sich einbeziehen in deren atmenden Dialog.

- Bleiben Sie dort anwesend und lassen nun (mit leicht geöffnetem Mund) den Ausatem sich in Hauch verwandeln, als wollten Sie mit der ganzen Wärme Ihres völlig geräuschlosen Hauches Ihren »vereisten« Beckengrund auftauen.
- Sie spüren, wie die Wärme durch Sie hindurch und in Ihre Hände fließt. Bleiben Sie im inneren Hinschauen verankert im Beckengrund. Mit ausnahmsweise noch leicht geöffnetem Mund, der Sie ein Weitegefühl in Kiefergelenk und hinter beiden Ohren spüren läßt, warten Sie ab, bis der Einatem jetzt als sehr zarte Saugbewegung, als »Gähn*impuls*« für Sie erfahrbar wird, und zwar nur als Impuls: Lassen Sie ihn sich nicht »ausagieren« in ein richtiges Gähnen! Denn schon dieser Impuls, dieses »Gähn« genügt, um die feine Saugbewegung, dieses »Durchzug-Empfinden« hervorzurufen, das Sie schon kennen (⟶ Seite 31). Es fühlt sich jetzt an, als würden sowohl Sitzknochen und Steißbein als auch das weiche Gewebe Ihres Beckengrundes Ihren Händen entgegengähnen.
- Bleiben Sie mit Ihrem gesammelten Empfinden in der Weite Ihres Wurzelgrundes im insgesamt 3maligen Wechsel von »Aus« als »Hauch« und »Ein« als »Gähn« (bitte, nicht öfter!). Dann erst schließen Sie den Mund leicht (dadurch bleibt das Kiefergelenk etwas geöffnet) und versuchen sich vorzustellen, daß Sie »Hauch und Gähn« innerlich, in der Stille, vollziehen, das heißt: Kontemplieren Sie »Hauch und Gähn«. (⟶ Bettschwere, Seite 68).
- Enden Sie erst dann mit der Schlußsequenz (⟶ Seite 31) und ruhen nach.

## Im Oberen Raum

*Zum Bewußtmachen und Lockern von Spannungen im Schulter- und Nackenbereich.*

### Kreisen der Schultern

*Durch Bewegung Lockern von Spannungen im gesamten Schultergürtel und Bewußtwerden des »Oberen Atemraums«.*

*Übung:*

- Sie sitzen wieder geerdet und verankern sich durch Sammlung und Atmung in Ihrem Wurzelquadrat.
- Lassen Sie Ihre rechte Hand locker an der Seite herunterhängen – die linke liegt auf dem Oberschenkel. Versuchen Sie einmal, sich *nur* in Ihrem *rechten* Schultergelenk wahrzunehmen.
- Ohne irgendeinen anderen Bereich Ihres Körpers aktiv einzubeziehen, begleiten Sie nun in innerer Anwesenheit die langsamen Bewegungen Ihrer rechten Schulter: Zunächst nach *vorn* – dann so weit wie möglich nach *unten* gleitend – weit ausholend nach *hinten* – dann nach *oben* – und wieder zurück nach *vorn* – und so fort.
- Wiederholen Sie das Kreisen 5- bis 10mal.
- Halten Sie dabei den Atem nicht an, sondern lassen ihn fließen, wie er mag. Zum inneren Nachvollzug legen Sie nun auch die rechte Hand locker auf den Oberschenkel: Spüren Sie den Unterschied zwischen links und rechts? Wiederholen Sie dann in gleicher Aufmerksamkeit das Kreisen diesmal mit der *linken* Schulter: nach *vorn – unten – hinten – oben – vorn*. Mehrmals.
- Dann lassen Sie die rechte Schulter sich in Gegenbewegung in dieses Kreisen »einfädeln«; und zwar so, daß

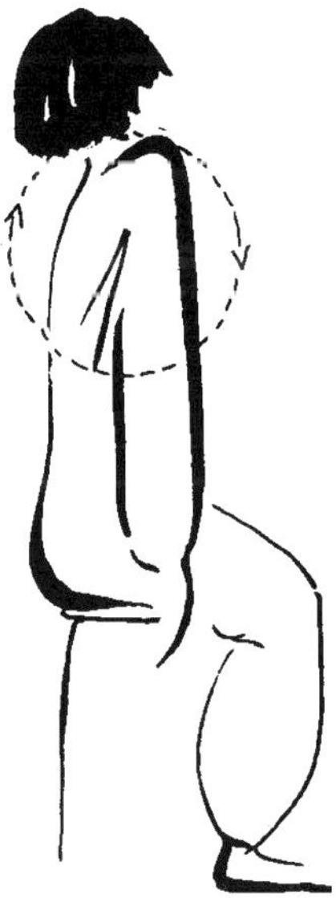

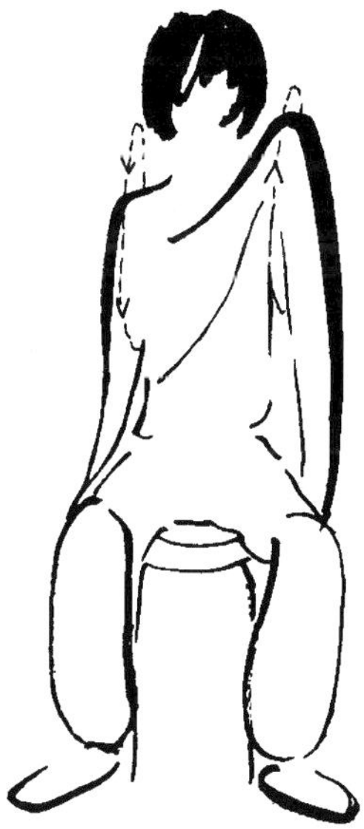

sie sich von *hinten nach oben* bewegt, wenn die *linke* Schulter *nach vorn – unten* gleitet. Und umgekehrt.

- Versuchen Sie dabei bitte, den »Kopf« nicht einzuschalten, sondern sich einfach dem Bewegungsimpuls zu überlassen.
- Zur Ruhe gekommen, verankern Sie sich wieder in Ihrer Basis. Im inneren Mitvollzug erfahren Sie sich jetzt bei »Aus« und »Ein« in der Bewegung Ihres Atems in Wurzelraum und Mitte bis in die Weite und Lebendigkeit Ihres »Oberen Atemraums«. Lassen Sie sich Zeit dafür.
- Enden Sie erst dann mit der Schlußsequenz (→ Seite 31) und ruhen nach.

**Wichtig:** Bei allen Übungen im Mittleren und Oberen Raum das Verankertsein in der Basis nie verlieren!

## Schultern heben und fallen lassen

*Übung:*

Sie sitzen auf Ihrem Hocker, eins werdend mit Ihrer Atmung im Wurzelquadrat und der Tiefe Ihres Beckengrundes, geerdet durch den Kontakt Ihrer Füße zum Boden.

- Ziehen Sie beide Schultern ruckartig hoch – möglichst bis an die Ohren –, und lassen Sie sie mit hörbarer »hu-« Ausatmung herabfallen: So richtig erleichtert, als würden *Sie sich in Ihren Schultern von einer schweren Last befreien.*
- Wiederholen Sie dies 2- bis 3mal.

**Wichtig:** *Beim Hochziehen der Schultern den Atem nie mit nach oben hochziehen.* Die Folge wäre Hyperventilation (→ Kleines Lexikon, Seite 75). Sie brauchen für diese Bewegung keinen »geholten« Einatem. *Was Sie brauchen, strömt von selbst in Sie ein.*

Abschließend ziehen Sie die Schultern nochmals hoch und lassen sie – mit beginnender Ausatmung – wie in Zeitlupe, ganz langsam herunterfließen – noch weiter – und noch weiter! – bewußt und im inneren Mitvollziehen.

Wiederholen Sie beide Übungen 1- bis 2mal, spüren nach (→Seite 18) und enden mit der Schlußsequenz (→ Seite 31).

## Obere Ellipse

*Zur Dehnung der Achselhöhlen, der oberen Rippen und des Nackens.*

*Übung:*
Sie sitzen auf dem Hocker – gesammelt und verankert in Ihrem Wurzelquadrat –, geerdet zwischen Fußsohlen und Boden.

- Legen Sie Ihre gefalteten Hände so auf den Nacken, daß er sich richtig anschmiegen und anlehnen kann in die Schalen Ihrer Hände. Ihr Kinn zeigt nicht nach vorn-oben, sondern in Richtung Brustbein. Beide Ellenbogen sind nach vorn gerichtet.
- Mit beginnender Ausatmung (als tonlos gehauchtem »hu«) führt der rechte Ellenbogen – ohne Ihre willentliche Mithilfe! – den gewinkelten Arm in öffnender Bewegung möglichst weit nach hinten.
- Lassen Sie dann den Einatem in diesen gedehnten Raum einströmen und ihn sich »anlehnen« ans Brustbein, den rechten Achselhöhlen- und rechten Schulterblatt-Bereich. Bleiben Sie dort im inneren Hinschauen bei Aus- und Einatem, ohne Ihre Basis (⟶ Seite 21) und ohne die aufrechte Haltung zu verlieren. Der linke Ellenbogen zeigt weiterhin nach vorn.
- Nach 3 bis 5 Atemzügen lassen Sie – in der Ausatemphase – Ihren rechten Ellenbogen den gewinkelten Arm nach vorn zurückführen, legen beide Hände wieder locker auf die Oberschenkel und spüren nach.
- Überlassen Sie sich anschließend in gleicher Weise der Führung des linken Ellenbogens.

(⟶ Foto Seite 2)

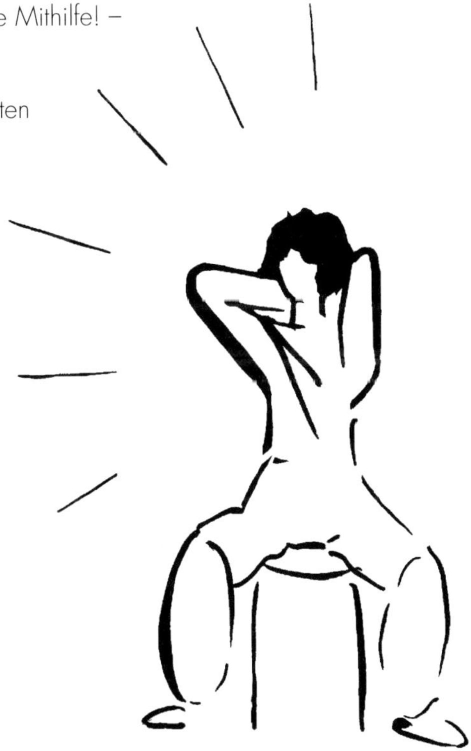

*Übung:*
Sie legen Ihre gefalteten Hände wieder in den Nacken – die angewinkelten Arme nach vorn gerichtet – und sammeln sich in Ihre Ellenbogen.

- Dann versuchen Sie, daß nicht Sie führen, sondern daß Sie sich führen lassen: Die horizontal nach außen-hinten weitende Bewegung Ihrer Ellenbogen öffnet – mit gleichzeitiger Ausatmung – nicht nur Ihren Brust- und Achselhöhlen-Bereich. Sie öffnet auch Sie selbst, tief in Ihrem Herzraum. Im Wechsel der folgenden Ein- und Ausatmung lassen Sie, als wenn Sie zwei Fensterläden öffneten, Licht, viel Licht in sich selbst hinein!
- Nach 3 bis 5 Atemzügen sind es jetzt die gefalteten Hände, die – wieder in der Ausatemphase – dem Kopf einen leichten Impuls nach vorn geben, so daß Ihr Kinn in Richtung Brustbein sinkt: Nicht der Oberkörper, nur Kopf und Nacken sind geneigt!
- Bleiben Sie im Kontakt zwischen Händen und Nacken und werden eins mit der dort wahrnehmbaren Bewegung Ihres Atems.
- Wenn Sie das innere »Verankertsein« in der Tiefe Ihres Beckengrundes nicht verloren haben, oder wenn Sie sich dessen wieder bewußt werden, können Sie sich hineinsinken und mitnehmen lassen in das Fließen Ihres Atems, der Nacken- und Wurzelraum miteinander verbindet. Im Lauf der Zeit kann dieses Fließen alle Atemräume bewegen, baut dadurch innere und somit auch äußere Spannungen ab und läßt Sie durchlässiger werden.
- Mit beginnender Ausatmung führen Ihre Ellenbogen Sie nach oben zurück, und damit in ein Sichöffnen.
- Legen Sie nun Ihre Hände auf die Oberschenkel und spüren nach.
- Machen Sie diese Übung eventuell ein zweites Mal.
- Enden Sie mit der Schlußsequenz (→ Seite 31) und ruhen nach.

(Übungsablauf → Foto Seite 3)

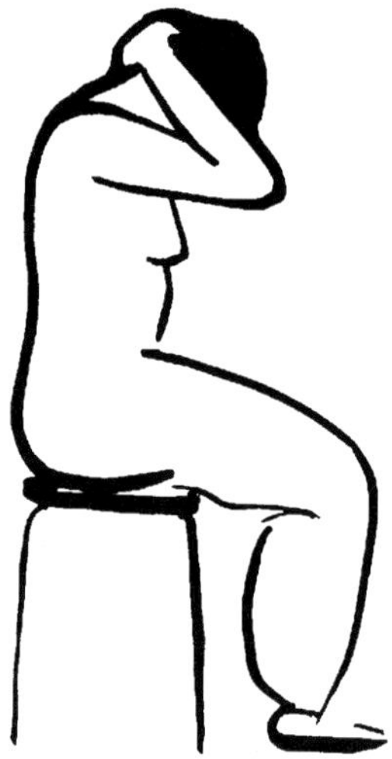

## Atemraum Kopf

### »Duftatem«

*Durch gewecktes Empfindungsbewußtsein Wahrnehmung der Atembewegung bis in die Haut. Durch vermehrte Sauerstoffzufuhr stärkere Durchblutung des Gehirns.*

Im Kommenlassen des »Duftatems« erfahren Sie die belebende Kraft des Einatems in sensibelster Form. Damit Sie den »Duftatem« richtig auskosten können, gibt es folgende Vorbereitung, die Sie anfangs als Teil der Übung immer einbeziehen sollten.

*Übung:*

Machen Sie sich Ihre zwischen den Augen liegende Nasenwurzel durch mehrmaligen kräftigen, aber kurzen Druck mit Daumen und Zeigefinger bewußt. Druckgebend und loslassend gehen Sie dann von dort aus den Nasenrücken entlang bis zur Nasenspitze. Danach bearbeiten Sie, beginnend an den inneren Augenwinkeln bis hinunter zu den Nasenmuscheln, die Seitenwände der Nase mit kreisenden Druckbewegungen. Kneten Sie auch die Nasenmuscheln so durch, wie wenn ein Bildhauer Pferdenüstern von innen nach außen ausformt.

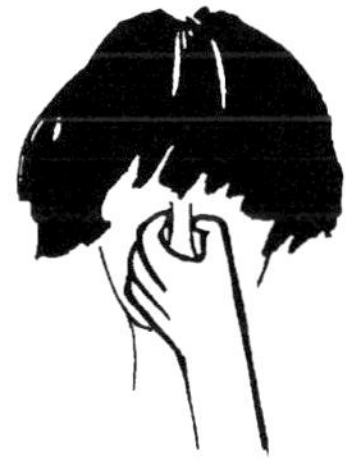

• Durch diese »erwartungsvoll« weit geöffneten »Nüstern« lassen Sie Ein- und Ausatem *an der Nasenscheidewand entlangfließen:* Es ist ein sehr zarter Atem, den Sie wie den Duft einer Blüte »trinken«.

• Üben Sie diesen Duftatem nie zu lang – jeweils nur 5 bis 10 Atemzüge – lieber mehrmals am Tag. Sie werden allmählich diese feine Atemschwingung bis in und durch die Poren der Haut Ihres Körpers spüren können.

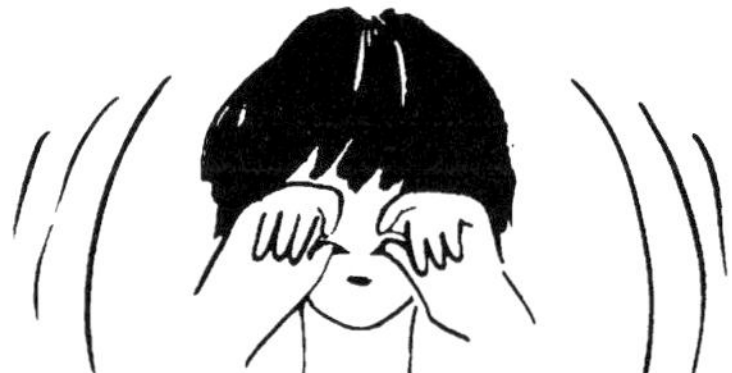

Darüber hinaus entsteht in Ihnen eine Wachheit – auch hinter den Augen –, und es bleibt ein Empfinden wie das eines inneren Lächelns zurück.

• Enden Sie mit der Schlußsequenz (⟶ Seite 31) und spüren nach (⟶ Seite 18).

## In der Wirbelsäule

### Wirbelsäule nach vorn abrollen lassen

*Den Atem aus der Bewegung erleben – sich vom Atem in der Bewegung führen und öffnen lassen.*
*Zur Stärkung und zur Förderung der Beweglichkeit der Wirbelsäule sowie für die Elastizität der Bandscheiben.*

*Übung:*
Sie stehen, geben sich in den Kniegelenken frei (nicht durchdrücken!), die Füße in Hüftbreite auseinander. Ihr Körpergewicht ruht auf Mittelfuß- und Großzehballen-Bereich. Leben Sie sich ein in den unmittelbaren Kontakt zwischen Fußsohle und Boden.
• Lassen Sie jetzt einmal nicht nur Ihre Schultern los, sondern: Lassen *Sie sich* in Ihren Schultern los! Spüren Sie den Unterschied? Dadurch können auch Ihre Arme viel gelöster an Ihren Seiten herunterhängen.
• Dann lassen *Sie sich* auch *»in Ihrem Kopf los«*, lassen ihn schwer nach vorn sinken, so daß Sie sein Gewicht spüren; das Kinn in Brustbeinnähe. Die Schwere Ihres Kopfes – bitte nicht Ihr Wille! – führt Sie nun, mit beginnender Ausatmung, so langsam und nur so weit nach unten, wie es Ihnen ohne Anstrengung möglich ist: Wirbel für Wirbel hinab in ein Vornüberhängen. Genießen Sie dabei die weiche und fließende Bewegung Ihrer Wirbelkette ebenso wie das Fließen Ihres Atems. Sind Sie in Ihren Schultern, im Nacken, in Armen und Händen, aber auch in den Kniegelenken noch ganz locker? Und ist Ihr Kopf nicht nur »unten«, sondern *hängt* er auch wirklich? Dann können Sie nämlich spüren, daß Ihr Rücken, durch sein Eigengewicht gedehnt, immer länger wird.

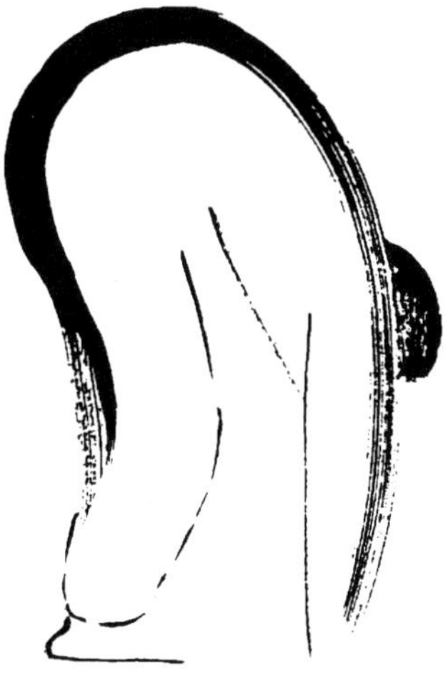

• Belasten Sie mit Ihrem vollen Körpergewicht nun zusätzlich Ihre Fersen und bleiben gesammelt in deren Kontakt mit dem Boden. »Der Mensch atmet durch die Fersen«, sagen die Chinesen: Vielleicht können auch Sie die Kraft des Atems spüren, wie sie im »Ein« von den Fersen aufzusteigen scheint, den gesamten Beckenraum weitet, bis in die einzelnen Wirbel hinein.
• Mit dem Ausatem lassen Sie sich jeweils – immer von neuem – hineingleiten in ein vom Atem Durchströmtwerden: im Rücken-, Schulter- und Nackenbereich bis in den Kopf und durch die hängenden Arme bis in die Fingerkuppen hinein. Dann können Sie auch spüren, wie der feine Strom Ihres Atems Wirbel für Wirbel durchzieht.
• Bleiben Sie aber, um einen Blutandrang zum Kopf zu vermeiden, nie zu lange in der Haltung des Vornüberhängens.
• Die Aufrichtung *geschieht nicht aus einem Willensimpuls* der Schultern, sondern aus dem Lendenwirbel-Sacrumbereich und im Kontakt mit dem Geerdetsein: Geben Sie Kraft in die Fersen, Sammlung in Lendenwirbelsäule und Sacrum und kommen – wieder mit der Ausatmung beginnend – langsam in das Stehen zurück.
• Lassen Sie es nicht zu, daß der Kopf, sozusagen als »letzter Wirbel«, dabei ein Eigenleben führt. Er bildet nur den *Abschluß* dieser fließenden Aufwärtsbewegung.
Verlieren Sie während der Aufrichtung und im Stehen nicht den Kontakt mit Ihrer Basis zwischen Pfahlwurzeln und Boden.
• Wieder aufgerichtet und »im Lot«, legen Sie abschließend eine Hand auf den Nabelraum, den Handrücken der anderen auf den gegenüberliegenden Nierenbereich und spüren sich in Ihrem Atem; später auch ohne Hilfe der Hände.
• Wiederholen Sie diese Übung 4mal.
Erst dann gehen Sie in die Schlußsequenz (→ Seite 31) und werden sich im Nachvollziehen (→ Seite 18) der Veränderungen an und in sich voll bewußt. (→ Fußtanz, Seite 72)

# Die Kraft des Atems in der Gesamtspürung

## Atem als lösende und reinigende Kraft

### Sequenz: Rückenrolle – Den langen Atem kennenlernen – Dampf ablassen

Die folgenden drei Übungen bauen aufeinander auf, sind aber auch jede für sich allein wirksam und einzubauen in Ihr Übungsprogramm.
**Wichtig:** Diese Übungen eignen sich nur bedingt für korpulente Menschen. Auch bei Wirbelsäulenerkrankungen ist vom Üben abzuraten, wenn dabei Beschwerden auftreten.

### Rückenrolle

*Zum Bewußtmachen des »Rückgrats«. Zum Lockern der Rückenmuskulatur, zur Dehnung und für die Beweglichkeit der Wirbelsäule.*

*Übung:*
Sie sitzen verankert im Beckenraum in »Embryonalhaltung« auf dem Boden: Die Beine sind angezogen, die gefalteten Hände liegen auf den Unterschenkeln; Ihr Kopf hängt locker nach vorne-unten, Nacken und Schultern sind entspannt, Ihr Rücken ist rund und weich. Diese Haltung beibehalten: »Rund rollt's sich besser«.

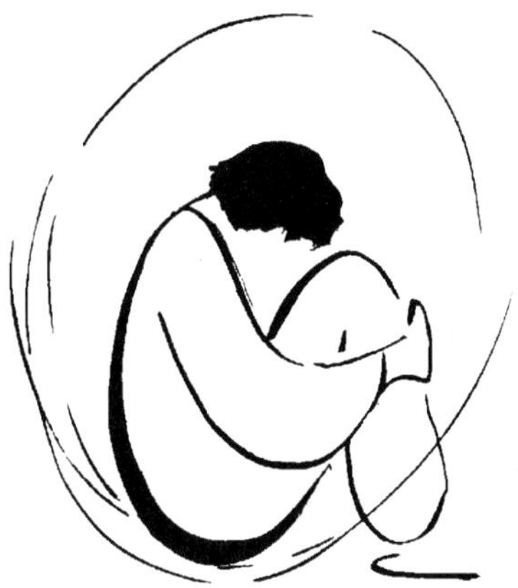

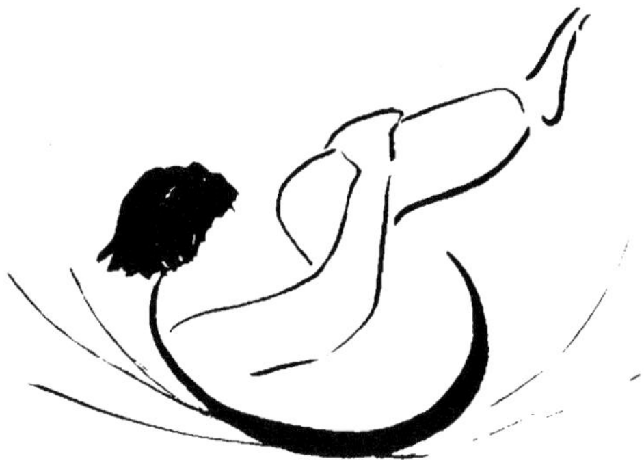

• Mit Ihren Fersen stoßen Sie sich vom Boden ab und »werfen« dadurch den Rückwärtsschwung an.
• Je mehr Sie sich der schwungvoll-fließenden Rollbewegung überlassen, desto leichter rollen Sie wieder in die Ausgangsposition zurück.
• Halten Sie dabei Ihren Atem nicht an, sondern lassen ihn ruhig fließen. Und wiederholen Sie das etwa 5mal.

*Nachvollzug:*
• Wieder im Sitzen, öffnen Sie sich für den Nachvollzug so weit in den Leisten, daß Ihre Füße 50 bis 70 cm voneinander entfernt auf dem Boden stehen; die Ellbeugen locker auf den Knien, wodurch Unterarme und Hände ohne jede Spannung herunterhängen können – ebenso wie Ihr Kopf (sogenannte *Kutscherhaltung*).
• Spüren Sie Ihren angeregten Atem sich rundum an die Innerwandungen des gesamten Bauch-Beckenraums »anlehnen«, bis hinein in die geöffneten Leisten, und lassen sich mitnehmen in die Bewegung Ihres »Atem-Meeres« (→ Seite 45).

## Den langen Atem kennenlernen
*Zur Verlängerung des Ausatems und als Erfahrung seiner lösenden Kraft.*

*Ubung:*
Sie koordinieren diese Rollbewegung nun mit dem Fließen des Atems. Beginnen Sie zunächst wie bei der Rückenrolle (→ Seite 54), *doch lassen Sie diesmal, gleichzeitig mit dem »Anwerfen« des Rückwärtsschwunges, den Einatem in sich einströmen: Ihn nicht holen!*
*Und: Bleiben Sie verankert im Beckenraum!*
*Gleich nach der Bewegungsumkehr setzt Ihr »f«-Ausatemimpuls ein und begleitet den Vorwärtsschwung.*
• Es fließt nicht nur Ihr Ausatem, während Sie wieder nach vorn zurückschwingen, sondern auch die Bewegung Ihrer Füße, Beine, Arme und Hände: Denn nach der Wiederaufrichtung gleiten die Füße übergangslos auf dem Boden entlang; Oberkörper, Arme und Hände folgen nach.

• Versuchen Sie, während des Übens diese gleitende Bewegung Ihres ganzen Körpers mit Ihrem allmählich immer langsamer und dadurch länger fließenden Ausatem zu koordinieren.

• Bleiben Sie für ein bis zwei Zwischenatmungen in der nach vorn geneigten Haltung: »Genießen« Sie dabei die Fülle des Einatems in Becken, Lendenwirbelsäule und Nierenraum und lassen jeweils den Ausatem auf »f« in voller Länge ausströmen.

• Mit dem nächsten Einatemimpuls rollen Sie dann wieder rückwärts. Wiederholen Sie das etwa 5mal und spüren nach (→ Seite 18) in der Kutscherhaltung (→ Seite 55).

**Wichtig:** Lassen Sie Ihren Oberkörper nur so weit nach vorn gleiten, wie es Ihnen ohne Schmerzen möglich ist. Nichts erzwingen! Und schon gar nicht nachwippen – das kann schädlich sein für Ihre Lendenwirbelsäule. Ihr langsam im Mitvollziehen fließender Ausatem kann Ihnen im Lauf der Zeit dazu verhelfen, diese Bewegung immer weicher und nachgebender geschehen zu lassen.

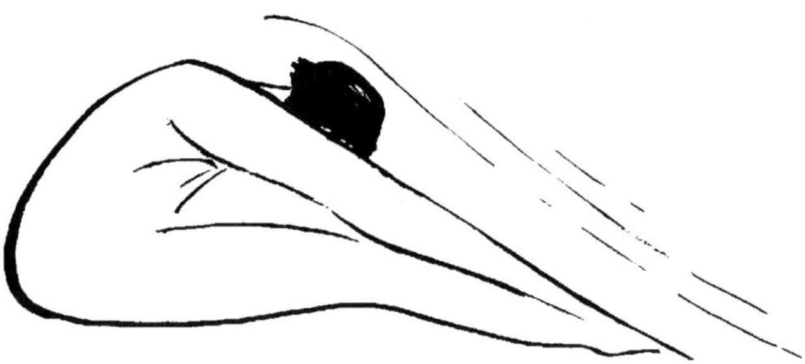

## Dampf ablassen

*Abbau von Spannungen und Reizzuständen.*

*Übung:*

Das »Durchreinigen« im gleichen Bewegungsablauf wie in der »Rückenrolle« (→ Seite 54) wird zum befreienden »Dampfablassen«, wenn Sie nun *den vollen Schwung nach vorwärts* mit einem kräftigen »sch«-Ausatem koordinieren (»sch« wie in »Sch«uft).

• Vielleicht müssen Sie wirklich »Dampf ablassen«, spüren Spannungen in sich, haben Ärger oder eine »Wut im Bauch«. Verwandeln Sie nun diese aggressive Kraft in positive Energie: Denn aus dem »Bauch«, das heißt aus dem Vitalbereich (→ Seite 20), kommen auch der Impuls und die Antriebskraft für das »sch«.

• Nutzen Sie sie und lassen sich nach der Bewegungsumkehr durch den Schwung und durch den befreienden »sch«-Ausatem nach vorn schleudern. Und lassen alles los: Ihren Kopf, Ihre Arme, Ihren Oberkörper – Ihre Hemmungen. (5- bis 7mal.)

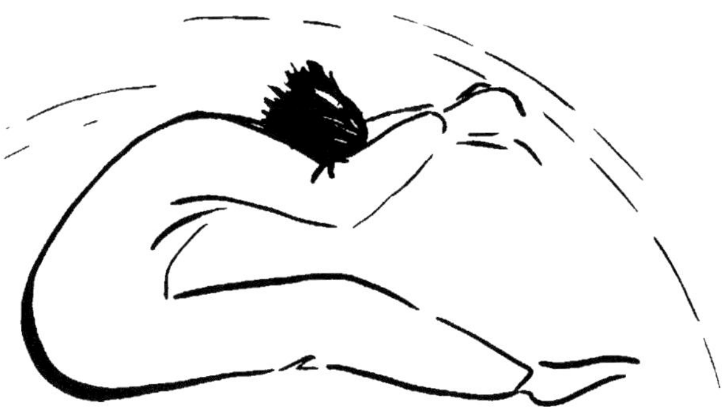

• Bevor Sie die Übung mit der Schlußsequenz (⟶ Seite 31) beenden, überlassen Sie sich in Rückenlage Ihrer Sie durchströmenden Energie (⟶ Was tue ich bei Streßbelastung?, Seite 73).

## Atem im Umgang mit Schmerz

### Wirbelsäule auf Bambus

*In der folgenden Übung erfahren Sie nicht nur Stärkung, Schwingung, das Fließen von Energie und allmählicher Zentrierung in Ihrer Wirbelsäule – Sie erfahren, wie Sie mit Schmerz umgehen:* Versuchen Sie, sich einmal nicht zusammenzunehmen – in des Wortes ursprünglicher Bedeutung –, wenn etwas unangenehm oder schmerzhaft ist. Denn sobald Sie das tun, stockt Ihnen sofort der Atem. Das isoliert nicht nur den schmerzenden Bereich, sondern damit auch Sie selbst von Ihrem Schmerz. Der Schmerz ist dann etwas, das außerhalb von Ihnen existiert; dadurch sind Sie ihm ausgeliefert, und wenn Sie sich an ihn verlieren, empfinden Sie ihn stärker.

Schaffen Sie mit Ihrer *Sammlungskraft* eine Gegenkraft. Nehmen Sie zunächst den Schmerz an und lassen zu, daß er sich an Sie »anlehnt«. Das heißt in Verbindung mit Ihrem Atem: Nehmen Sie ihn vorbehaltlos mit hinein in die lösende, durchströmende Kraft Ihres *Ausatems*.

Wenn Sie sich nicht mehr gegen den Schmerz wehren und statt dessen mit dem Ausatem jeweils hineingleiten in ein tiefinneres Loslassen – wenn Sie in der *»Atemstille«* (⟶ Seite 14) Geborgenheit empfinden und finden können und sich von der weitenden Bewegung des *Einatems* mitnehmen lassen in ein Sichöffnen –, entsteht im Zentrum Ihrer Sammlung (⟶ Seite 13) verdichtete und verdichtende Kraft, gesteigertes Leben.

**Wichtig:** Das bedeutet nicht, daß man Schmerz oder Krankheiten einfach »wegatmen« kann. Es bedeutet aber, daß Sie sich an diese zentrierte Kraft, an diese innere Heilkraft anschließen können, um mit Irritationen, Schmerzen oder auch Krankheiten selbstverständlicher umzugehen und sie als Teil Ihres Lebens zu akzeptieren.

*Übung:*
Besorgen Sie sich vorher in einer Gärtnerei einen 1,50 m bis 2 m langen Bambusstab mit einem Durchmesser von ungefähr 2,5 cm und legen ihn auf Ihre Matte oder Decke.

• Setzen Sie sich auf das unterste Drittel dieses Bambus so, daß Sie ihn unmittelbar in Ihrer Gesäßfalte spüren. Dann lassen Sie sich während der Ausatmung mit der Wirbelsäule, Wirbel für Wirbel abrollend, langsam auf ihm nieder.

• Seien Sie nicht irritiert, wenn einzelne Wirbel zunächst noch etwas weh tun oder nicht ganz aufliegen (was auch wegen der natürlichen Krümmung der Lendenwirbelsäule nicht der Fall sein kann), oder wenn der Hinterkopf noch unbequem liegt. Im Gegenteil: Gehen Sie sofort, ganz nach innen gewandt, in Kontakt mit der Wirbelsäule sowie mit Hinterkopf und Bambus. Und versuchen sich vorzustellen, daß der Einatem, sich dort »anlehnend«, die einzelnen Wirbelkörper und die dazwischen liegenden Bandscheiben weitet, damit der Ausatem durch sie in den Bambus abfließen kann. Bleiben Sie in dieser Spürung. Und falls es in Wirbelsäule oder Hinterkopf einzelne Stellen gibt, die Ihnen noch unangenehm sind oder weh tun, das heißt: noch von innen her nicht nachgeben können, vertiefen Sie Ihre Hingabe an die Ausatmung aufgrund Ihrer Erfahrung mit »Hauch und Gahn« (→ Seite 45).

• Wenn Sie sich ganz darauf einlassen können, dem Unangenehmen oder dem Schmerz entgegenzugehen, ohne sich zu verkrampfen oder

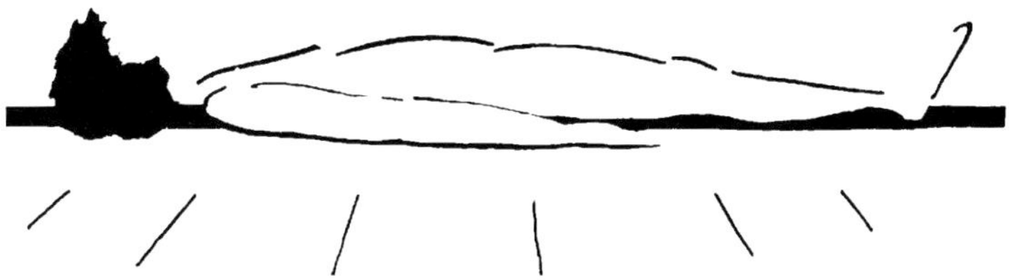

innerlich doch »festzuhalten«, werden Sie sehr bald nicht nur ein Nachlassen des Schmerzes, sondern in vielen Fällen ein Freiwerden von Schmerz spüren können (→ Hautabziehen, Seite 40, → Sich verankern, Seite 70, → Hundegriff, Seite 71).

• Darüber hinaus ist die Wirbelsäule durch Ihre vorbehaltlose Hingabe an Ihr Atemgeschehen eine unmittelbare Partnerschaft mit dem Bambus eingegangen und läßt Sie allmählich »verdichtete« Kraft und Ihr Rückgrat spüren.

• Zum Nachvollzug (→ Seite 18) rollen Sie den Bambusstab beiseite – ohne aus Ihrer Sammlung zu kommen. Danach werden Sie Ihren gesamten Rücken als »Hintergrund« und Schutzraum empfinden können.

• Enden Sie mit der Schlußsequenz (→ Seite 31) und spüren nach (→ Seite 18).

## Auf dem Weg nach innen

### Dem Atem zuschauen

*Konzentrativ-meditative Bewegungsübung*

Dem Atem zuschauen in konzentrativ-meditativer Weise meint hier, sich bis ins letzte seiner selbst inne zu werden. Versuchen Sie, in der immer wiederkehrenden Bewegung von Aus- und Einatem sich in der Zwiesprache mit sich selbst wiederzufinden: *Seien* Sie Ihr Atem. Lassen Sie sich in Ihrer Fähigkeit zu tiefer Hingabe *im Ausatem* zu, in der Fähigkeit, eins zu werden mit sich, und sich neu zu finden in der *Atemstille*, sowie in der Fähigkeit, sich vorbehaltlos öffnen und sich entfalten zu können im *Einatem*. Versuchen Sie, sich vom Atem helfen zu lassen, um diese Nähe zu sich selbst während der Einzelphasen der folgenden Übung zu erfahren.

*Übung:*

Diesmal ist die Wand Ihr Partner: Sie liegen mit Ihrem Gesäß so dicht wie möglich an der Wand (in etwa 10 cm Abstand).

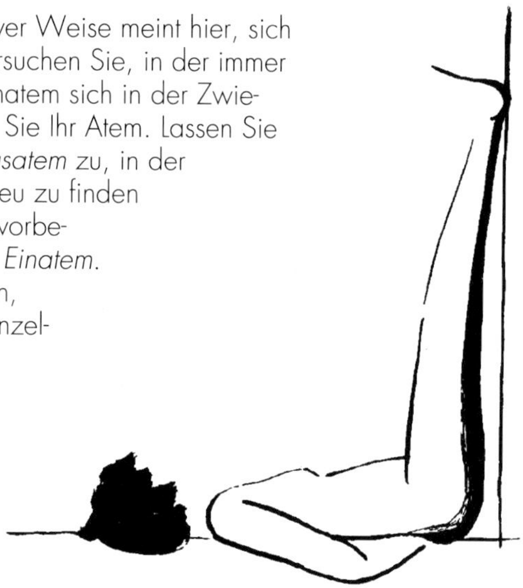

• Die Beine sind nach oben gestreckt – locker, das heißt, nicht »durchgedrückt« in den Knien – und finden Halt an der Wand durch die Fersen. Die Zehen sind Ihnen zugewandt (zeigen also nicht nach oben), so daß die Fußsohlen parallel zur Decke gerichtet sind und die Füße mit den Unterschenkeln etwa einen rechten Winkel bilden: Dabei entsteht ein leichter »Dehnzug« zwischen den Fersen und dem Lendenwirbelsäulenbereich – aber keine Spannung!
• Versuchen Sie zunächst herauszufinden, ob Sie einen Unterschied spüren, wenn Sie nun die Zehen zur Decke strecken. Dann nämlich fehlt der leichte »Dehnzug«, den Sie während der ganzen Übung beibehalten sollten, damit Ihnen die Wechselbeziehung zwischen Fersen und Lendenwirbelsäule bewußt bleibt.
• Nachdem Sie in dieser Lage »bei sich angekommen sind«, legen Sie Ihre Hände – mit den Handflächen zum Boden – möglichst breitflächig unter Sacrum und Lendenwirbelsäule.
• Lassen Sie nun einmal die *Knochen der Hände* – durch die Haut und den Stoff Ihrer Kleidung hindurch – sich *im unmittelbaren Kontakt mit den Knochen des Sacrums* spüren.
• Wenn Sie ganz still werden – erinnern Sie sich an den ruhigen Teich (→ Seite 13) – und im inneren Hinschauen bleiben, spüren Sie, von diesem Knochen-Knochen-Kontakt als Sammlungszentrum ausgehend, Ihren Atem: diesmal als energetische, strukturgebende Kraft in zarter, aber klarer Bewegung sich fortsetzen – *auch* durch die Knochen hindurch.
• Nach 10 bis 15 Atemzügen geben Sie Ihre Hände frei, legen Sie neben den Körper und lassen nachwirken. (Bleiben Sie aber in der leichten Dehnspannung!)
• Legen Sie danach die Hände auf Ihre Leisten – die Handkanten im Kontakt mit den Leistenbeugen. Lassen Sie im »Ein« den Unterbauch sich weich in Ihre Handschalen »anlehnen« und ihn im »Aus« in ein tiefes Loslassen zurückfließen. Bleiben Sie im inneren Hinschauen zwischen der Haut von Bauchdecke und Leisten und der Haut der Hände. Können Sie spüren, wie das Öffnende und auch das Lösende Ihres Atems diesen oft tabuisierten Raum immer weicher werden läßt?
• Nach etwa 10 Atemzügen legen Sie Ihre Hände neben den Körper und lassen das Erfahrene nachwirken.

- Danach legen Sie Ihre Hände – oder, wenn die Arme dafür nicht lang genug sind, die Finger – in die Achselhöhlen. Ihre gekreuzten Arme liegen locker auf der Brust, ohne Sie einzuengen.
- Versuchen Sie nun, sich *unter die Haut* Ihrer Achselhöhlen zu sammeln. Ihr Atem reagiert sofort, wenn Sie im inneren Hinschauen bleiben: Spüren Sie dem Schwingen nach, das durch die Partnerschaft zwischen Fingern und Achselhöhlen entsteht, den Herzraum einbezieht und – ohne Ihr Dazutun – eine leicht weitende Atembewegung zwischen den Schulterblättern entstehen läßt. Es ist eine Art »bewegter Ruhe«, die durch Sie hindurchzieht.
- Nach etwa 10 Atemzügen gehen Sie in die letzte Phase dieser Übung: Ihre Hände – nicht Ihre Schultern – geben nun den Impuls. Lassen Sie sich von ihnen sehr langsam in eine weit öffnende Bewegung führen. Und vollziehen Sie dieses Öffnen innerlich mit: Wenn Schulterblätter, Achselhöhlen, Arme und Hände bis in die Fingerkuppen hinein eine Horizontale bilden und den Kontakt zum Boden aufnehmen, dann können Sie spüren, wie der Einatem die Horizontale bewegt, als würde etwas tief in Ihrem Inneren die Flügel ausbreiten.
- Sammeln Sie sich in Ihren Herzraum hinter dem Brustbein und gleiten jeweils mit Ihrem Ausatem (oder auch in der Kontemplation des »Hauch und Gähn«, → Seite 45) hinein in ein tiefinneres Loslassen.
- Bleiben Sie auch in dieser Phase nicht länger als 10 bis 15 Atemzüge lang, und legen Sie sich nach dem Herunternehmen der Beine – in Rückenlage – auf Ihre Decke zurück. Versuchen Sie, sich abschließend *unter die Haut, das heißt zwischen Haut und Knochen Ihres Sacrums,* zu sammeln und sich durchdringen zu lassen von der aus dem Sacrum aufsteigenden Lebenskraft. In der immer wiederkehrenden, Sie immer wieder erneuernden Bewegung Ihres Atems versuchen Sie, sich anzuschließen an den Großen Atem der Natur, des Kosmos, ihn durch sich hindurchfließen zu lassen, und eins zu werden mit allem, was ist.
- Lassen Sie sich genug Zeit dafür.
- Enden Sie erst dann mit der Schlußsequenz (→ Seite 31) und ruhen nach.

# Hilfen für Alltagssituationen

Sie haben sich inzwischen wahrscheinlich aus der Vielfalt der in diesem Buch zusammengestellten Übungen ein kurzes, Ihr ganz persönliches Programm ausgewählt. Sicher haben Sie im Verlauf unserer gemeinsamen Arbeit gelernt, sich immer empfindsamer zu spüren, um wahlweise und auswechselbar einzelne Übungen, die Ihren augenblicklichen Bedürfnissen und Situationen entsprechen, als Sequenz miteinander zu verbinden. Aufgrund dieser Erfahrungen wissen Sie, daß die folgenden Übungen Ihnen erst dann zuverlässige Hilfe sein können, wenn Sie sich vorher mit Übungsangebot und Übungsweise des Buches vertraut gemacht haben.

## Kleine Atemsequenz zum Wachwerden

Die folgenden beiden Übungen bauen aufeinander auf, sind aber auch jede für sich allein wirksam innerhalb *Ihres* Übungsprogramms.

### Wachwerden

Springen Sie nach dem Aufwachen nicht gleich aus dem Bett, denn Organismus und Blutkreislauf brauchen etwas Zeit, um sich von einer Ruhe- und Erholungs- auf die Leistungs- und Tätigkeitsphase umzustellen: Das gilt besonders am Morgen, und es gilt vor allem für Menschen mit niedrigem Blutdruck.
Lassen Sie sich, noch im Bett , beim Wachwerden vom Atem helfen.

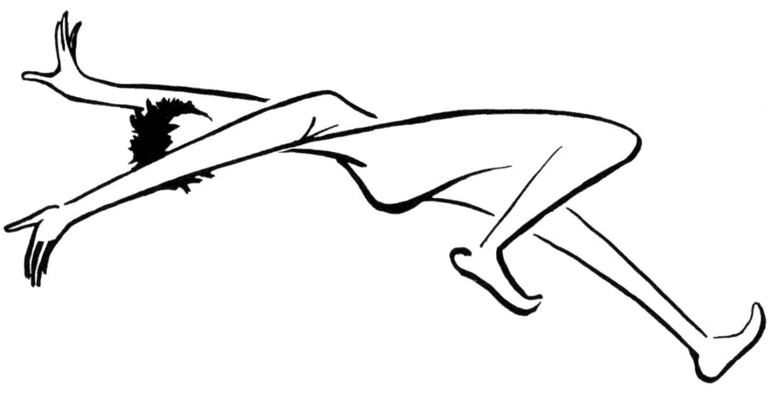

*Übung:*
Nach dem Räkeln von Armen, Schultern und Beinen dehnen Sie sich bis in die Fersen, spreizen dabei die nach oben zeigenden Zehen weit auseinander und ziehen sie dann wieder ein: spreizen – einziehen, spreizen – einziehen ... in rhythmischem Wechsel. Gleichzeitig strecken Sie Ihre Arme und Ihre Hände weit über den Kopf hinaus, um Ihre ebenfalls gespreizten Finger im Rhythmus der Zehen wechselweise zur Faust zu schließen und sie spreizend wieder zu öffnen. Mehrmals.
• Danach stellen Sie Ihre Beine an – die Arme liegen noch oberhalb Ihres Kopfes – und dehnen sich abwechselnd weit in Ihre rechte, dann in Ihre linke Flanke hinein. Je mehr Sie in beiden Seiten nachgeben und sich in diese öffnende Bewegung einlassen, desto wohliger rollen Sie von einer Seite zur anderen und kommen spätestens jetzt in ein befreiendes Gähnen, die natürlichste Form Ihrer Tiefatmung (→ Seite 29).

### Baum im Wind

*Übung:*
Sie stehen, Ihr Körpergewicht auf Mittelfuß und Großzehballen-Bereich, locker in den Kniegelenken, »geerdet« im Bodenkontakt, die Füße 50 bis 70 cm voneinander entfernt.
• Während einer Ausatmung lassen Sie, möglichst langsam, die Wirbelsäule nach vorn abrollen und dann, vornüberhängend, den Einatem in Ihren gesamten Bauch-Beckenraum einströmen.
• Geben Sie Kraft in die Fersen und lassen sich mit beginnender Ausatmung aufrichten wie ein Farn, der sich öffnend entrollt: Wenn Ihre Arme weit nach schräg-oben geöffnet sind, bilden Sie – in Verbindung mit den Füßen – zwei sich in Ihrer Mitte kreuzende Diagonalen.
• So, wie ein im Boden fest verwurzelter Baum, durch den ein starker Wind bläst, Äste, Zweige und Blätter bewegt, können auch Sie sich bewegen lassen: Belasten Sie abwechselnd den rechten und den linken Fuß mit Ihrem Körpergewicht, wobei Sie in den Knien immer weicher und tiefer jeweils seitlich nachgeben. In diese seitlich-schwingende Bewegung werden auch Ihre Hüften einbezogen ebenso wie die nach oben geöffneten Arme.

• Lassen Sie sich jetzt zusätzlich von Ihrem Atem bewegen: Stellen Sie sich vor, der Wind kommt von links – also müssen Sie zur rechten Seite nachgeben – lassen sich weit hinein dehnen in Ihren rechten Flankenraum bei gleichzeitiger Ausatmung in einem kräftigen, tonlos pfeifenden »hu«, einem Impuls aus dem Bauch, der sich anhört wie pfeifender Wind.
(→ Fotos Umschlaginnenseiten)

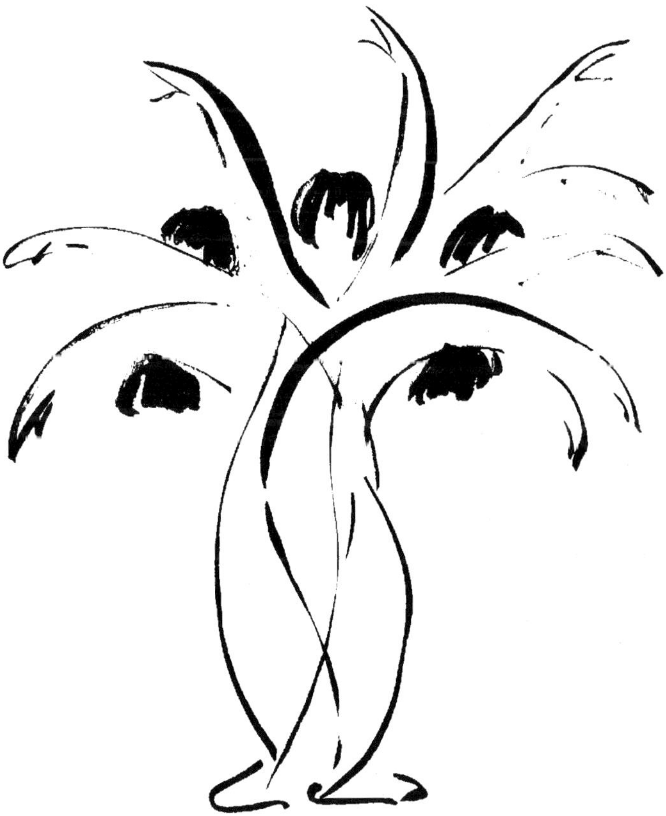

• Dann schwingen Sie mit reflektorischem (→ Kleines Lexikon, Seite 75) Einatem zurück, der Sie in Ihrem linken Zwischenrippenbereich öffnet.
• Lassen Sie sich ein in eine rhythmisch werdende Bewegung zwischen Links und Rechts mit diesem kräftigen, tonlos pfeifenden »hu«-Ausatem als aktiver Kraft und dem Zurückschwingen im Empfangen des Einatems als gleichwertiger passiver Kraft.
• Im inneren Mitvollziehen dieses Ineinanderfließens von »Tun und Lassen« werden Sie zunehmend weich und biegsam.
• *Seien Sie* jetzt einmal der Baum: Fest verwurzelt im Boden, biegsam im Stamm, sich freigebend im Wipfel und lassen dann den Wind von rechts, von vorn und von rückwärts blasen!
• Abschließend rollen Sie nochmals die Wirbelsäule nach vorn ab und lassen im Vornüberhängen Ihren Atem zur Ruhe kommen.
• Enden Sie mit der Schlußsequenz (→ Seite 31) und ruhen nach.

## Kleine Abendsequenz für besseres Schlafen

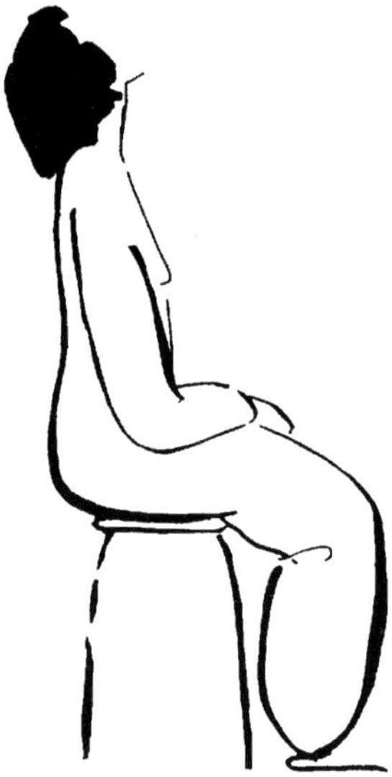

### Liegende Mondsichel

**Wichtig:** Nicht anwendbar für Menschen mit Erkrankungen im Halswirbelbereich, zum Beispiel nach Halswirbelsäulen-Schleudertrauma.

*Übung:*
Sie sitzen auf Ihrer Bettkante oder aufrecht im Bett, verwurzelt im Beckengrund.
• Mit beginnender Ausatmung, einem tonlos gehauchten »hu« – und dadurch geöffnetem Mund –, lassen Sie Ihren Kopf ganz, ganz langsam nach hinten sinken. Aber nur so weit hinunter in den Nacken, wie es Ihnen guttut.
• Seien Sie während des ganzen Ablaufs eins mit der Schwere Ihres Kopfes und Ihrem Atemgeschehen:

Zunächst mit dem Einatemimpuls, den Sie sofort und jeweils sich ausbreitend im tiefen Beckengrund wahrnehmen können. Der nach unten-hinten hängende Kopf gleitet langsam, mit der Ausatmung, von der Nackenmitte in Richtung *rechtes* Ohr – wartet dort den Einatemimpuls ab – gleitet mit der folgenden Ausatmung *zurück zur Mitte* – läßt sich dort Zeit für den einfließenden Einatem –, um danach im Ausatem ebenso langsam in Richtung *linkes* Ohr hinüberzugleiten – den Einatem wieder kommen zu lassen – und mit dem Ausatem erneut *zurückzugleiten zur Mitte.*

- »Genießen« Sie nun im »Ein« das Verwurzeltsein im tiefen Grund, bevor Sie im »Aus« abschließend den Kopf sich langsam aufrichten lassen. Er bleibt senkrecht, ohne nach vorn zu sinken. Wiederholen Sie diesen Übungsablauf 3- bis 4mal.

**Wichtig:** Den Kopf ohne zusätzlichen Impuls zur Seite gleiten lassen! Locker bleiben im Nacken! Das heißt, *den Kopf nie anheben,* um vielleicht die Mondsichelhörner links und rechts deutlicher zu vollziehen. Wenn Sie sich der passiven Schwere Ihres Kopfes immer bewußt bleiben, entsteht durch Ihre Hingabe ans Loslassen diese flache Mondsichel ganz von selbst. Vor dem Schlafen angewandt, wird dieser Zustand passiver Schwere sich allmählich auch *in Ihnen* ausbreiten können, Sie müde werden und einschlafen lassen.

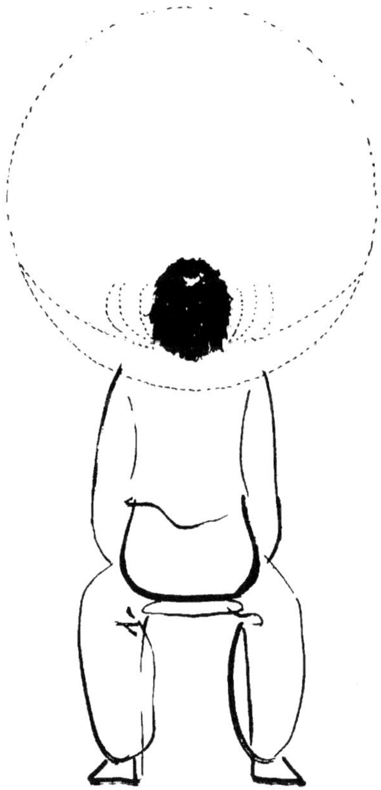

## Bettschwere

*Konzentrative Bewegungsübung*

In unserem immer hektischer werdenden Leben ist es für viele Menschen schwer, abends trotz Abgespanntheit oder Müdigkeit zur ersehnten »Bettschwere« zu gelangen. Damit ist die Balance zwischen Leistungs- und Arbeitsdruck einerseits und Regeneration und Ruhe andererseits gestört. Spreche ich damit auch Sie an? Dann möchte ich Ihnen mit folgender Übung zur Bettschwere verhelfen: Schlafen Sie in einem Bett mit harter Unterlage? Wenn nicht, legen Sie sich für diese Übung mit Ihrer Decke und je einem schmalen Kissen unter Kopf- und Nierenraum lieber auf den Boden: Er trägt Sie und läßt dadurch eine tiefere Entspannung zu, als eine weiche, kuschelige Matratze, auf der Sie Ihre ganzen, im Tagesverlauf angehäuften Spannungen bei-(sich-)behalten.

*Übung:*

- Mit beginnender Ausatmung heben Sie Ihre rechte Ferse und damit Ihr Bein an – nicht höher als etwa 5 cm über die Unterlage.
- Den Atem ruhig weiterfließen lassend versuchen Sie, eins zu sein mit dem immer schwerer werdenden Bein. Lassen Sie es nach 10 bis 20 Sekunden schwer zurückplumpsen auf die Unterlage, die nicht nachgibt, sondern das Bein trägt. Wiederholen Sie diese Bewegungen ein paarmal mit dem rechten Bein, bevor Sie links das gleiche tun.
- Versuchen Sie dabei wahrzunehmen, ob Ihr Bein zunehmend von Spannungen befreit wird, ob es immer mehr nachgibt und somit durchlässiger wird. Oder halten Sie sich noch irgendwo fest? – Zum Beispiel in den Kniekehlen (→ Seite 27)?
- Gehen Sie nun zu den Armen über: Gleichzeitig mit dem Ausatem heben Sie den rechten Arm – mit dem Unterarm beginnend – etwa 5 cm an, und sobald Sie das Fließen Ihrer Atmung im rechten Arm wahrnehmen können, erreicht Sie der Atemstrom über Schulter und Nacken bis in den Hinterkopf hinein.
- Erst wenn Ihnen der Arm so schwer ist, daß Sie ihn nicht mehr festhalten mögen, lassen Sie ihn – und im inneren Mitvollzug auch sich selbst – einfach fallen.
- Nach ein paar Wiederholungen das gleiche mit dem linken Arm.

**Wichtig:** Während einer Schwangerschaft oder bei einem Rückenleiden ist es oft nicht möglich, eine flache Rückenlage einzunehmen. Darum legen Sie, auf dem Boden liegend, Ihre Unterschenkel so aufs Bett oder einen Stuhl, daß Körper, Ober- und Unterschenkel zwei rechte Winkel bilden.

• Im *Nachvollzug* (→ Seite 18) überlassen Sie sich der Schwere Ihrer Beine und Arme sowie dem Fließen Ihres Ausatems: Im wohligen »Abgeben« und im Sinkenlassen Ihres Körpers auf die Unterlage empfinden Sie sein Eigengewicht immer stärker.

• Geben Sie sich diesem »Getragensein« ganz anheim: Ihr Hinterkopf, Ihr Nacken, Ihre Schultern, Ihr Rücken bis hinunter zum Becken, Ihre Arme, Ihre Beine, Ihre Haut bis in die Poren hinein lassen Sie eins werden mit der Unterlage und dem Fließen Ihres immer ruhiger werdenden Atems (eventuell in der Kontemplation des *»Hauch und Gähn«*, → Seite 45). Versuchen Sie abschließend, sich leib-haftig wahrzunehmen und hineinzugleiten in die ruhevolle Bewegung Ihres Atems, der kommt und geht und kommt und geht.

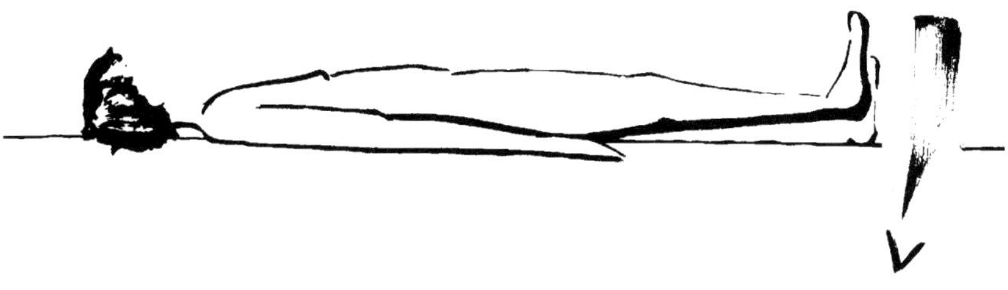

## Was tue ich bei Ermüdung?

### Sich verankern

Eine kurze Übung, die Sie öfter am Tag, sowohl im Sitzen als auch im Stehen oder Liegen, anwenden sollten: *Sie zentriert und ordnet, weckt Energie und Widerstandskraft.*

*Übung:*
Sie sitzen gut und geerdet im Kontakt zwischen Fußsohlen und Boden auf Ihrem Hocker, einem flach gepolsterten Stuhl oder in Ihrem Autositz.
• Schieben Sie nun einen Tennisball – oder einen kleinen Ball aus Vollgummi – von rückwärts so dicht an Ihre Gesäßfalte, daß Sie mit dem Steißbeinknochen auf dem Ball sitzen.
• Seien Sie nicht irritiert durch anfängliches Unbehagen. Im Gegenteil: Lassen Sie sich mit Ihrem Körpergewicht und Ihrem vollen Einverständnis auf dem Ball nieder. Versuchen Sie, eins zu werden mit ihm, so, als ob Ihr Steißbeinknochen durch die Haut und durch den Stoff Ihrer Kleidung hindurch den unmittelbaren Kontakt mit der harten Oberfläche des Balls suchen würde.
• Bleiben Sie dran! Auch wenn es zunächst weh tut! Vollziehen Sie – in jeder Einatemphase neu – den allmählich sich verstärkenden, zentrierenden Kontakt zwischen Steißbein und »Partner Ball« innerlich mit. Erleben Sie in jeder Einatemphase neu – durch »Wachsen am Widerstand« – Zentrierung und Halt. (Mindestens 2 Minuten lang.)
• Auch nachdem Sie den Ball fortgenommen haben, können Sie im Nachvollzug die Bewegung Ihres Atems im tiefen Beckengrund als zuverlässige Kraft spüren.

### Spannen und Lösen

*Wenn Sie sich angestrengt, müde, verkrampft, verspannt fühlen und keine Zeit oder Möglichkeit haben, sich zu bewegen, gehen Sie in den »Spannungskontakt« mit sich selbst, um Ihre Spannungen aufzulösen.*

*Übung:*
Setzen Sie sich hin und drücken mit beginnendem Ausatem Ihre Fußsohlen, vor allem Ihre Fersen, kräftig gegen den Boden, so, als wollten Sie sich von ihm abstoßen. Bleiben Sie unvermindert in diesem Druck, der sich als »Dehnspannung« bis in den Lendenwirbelbereich fortsetzt. Aber bitte, ohne dabei den Kontakt zwischen Ihren Sitzknochen und der Unterlage (oder Stuhl oder Hocker) zu verlieren! Spüren Sie die immer kräftiger und tiefer werdenden Bewegungen Ihres Atems? – Doch höchstens 3 Atemzüge lang. Danach lassen Sie Druck und Spannung ganz langsam wie in Zeitlupe los – vor allem in den Kniekehlen (!). Nach jeweils kurzer Pause wiederholen Sie das Spannen und Lösen 2mal.
Im Nachvollziehen (⟶ Seite 18) wird Ihnen die Weite Ihrer Innenräume wieder bewußt, und Sie spüren, wie der Atem Sie durchströmt und erfüllt.

## Hundegriff

*Bei Verspannungen im Nacken, bei Benommenheit im Kopf und Müdigkeit, oder wenn Ihnen etwas »im Nacken sitzt«.*
Erinnern Sie sich noch an unsere belebende, Atemraum schaffende Übung im Flankenbereich, an das »Hautabziehen« (⟶ Seite 40)? Lesen Sie sie nochmals durch, damit Sie sich mit genau diesem Griff im Schmerzbereich Ihres Nackens sofortige Linderung durch die Belebung Ihrer Atembewegung verschaffen können.

*Übung:*
Legen Sie die rechte Hand auf die linke Seite Ihres Nackens und packen, in direktem Hautkontakt, mit beginnender Ausatmung und mit festem Griff den kräftigen, dort gut spürbaren Muskel, den Trapezmuskel (⟶ Kleines Lexikon, Seite 75).
• Behalten Sie diesen Wulst unvermindert fest im Griff und verweilen dort im unstörbaren Hingesammeltsein bei Aus- und Einatem (3 bis 5 Atemzüge).

• Lösen Sie dann diesen sehr bestimmten Griff langsam und lassen die geöffnete Hand noch ein paar Atemzüge dort am Nacken ruhen, bevor Sie sie »ablegen«. Vergleichen Sie die rechte und linke Nackenseite miteinander, bevor Sie mit der anderen Hand erneut zupacken.

### Fußtanz

*Zur Anregung von Kreislauf, Muskulatur und der damit verbundenen leib-seelischen Vitalität.*

Nach langem Sitzen am Arbeitsplatz, aber auch während ausgedehnter Autofahrten weiß man zwar noch, daß man Füße hat, aber man spürt sie nicht mehr bewußt, geschweige denn sich in ihnen geerdet. Das kann man aber sofort ändern.

*Übung:*

Machen Sie einmal eine kurze Pause. Ziehen Sie Ihre Schuhe aus und gehen in kleinen Schritten eine kurze Zeit lang nur auf den Außenkanten Ihrer Füße. Lassen Sie sich während des Gehens in den Schultern und im ganzen Körper vollkommen los, so daß sich diese federnde Bewegung Ihrer Füße bis in die Schultern fortsetzt.

• Achten Sie *nur auf die Ausatmung*, die jetzt als tonloses »hu« aus den Füßen zu kommen scheint.

• Verlagern Sie dann Ihr Gewicht auf die Innenkanten, später auf die Fersen und schließlich auf den Zehenballenbereich Ihrer Füße. Auch wenn die Schritte dabei klein und trippelnder werden, halten Sie sich innerlich nirgends fest, sondern lassen die Bewegung durch sich hindurchfedern, bis hinauf in Schultern, Nacken und Kopf.

• Überlassen Sie sich dann einmal nur noch Ihren Füßen: *Seien Sie Ihre Füße* und beginnen in wahllosem Wechsel zwischen Innen- und Außenkanten, Fersen und Zehenballen zu federn, bis es ein Tanz Ihrer Füße wird. Lassen Sie sich von ihnen richtig »anstecken« und damit auch seelisch durchfedern.

• Danach gehen Sie übergangslos in das Abrollen der Wirbelsäule (→ Seite 52), um die angeregte Atmung im Vornüberhängen allmählich zur Ruhe kommen zu lassen.

Enden Sie mit der Schlußsequenz (→ Seite 31) und ruhen nach.

## Was tue ich bei Streßbelastung?

Damit Sie sich in akuten Streßsituationen aus Ihren unaufhörlich kreisenden Gedanken, Gefühlszwängen oder Spannungszuständen in Kopf- und Brustraum befreien und so schnell wie möglich wieder »zu sich kommen« können, gebe ich Ihnen folgende Hilfe, um im Verankertsein mit dem Wurzelraum Ruhe und Sicherheit wiederzufinden.

*Übung: Blitzableiter*
Sie sitzen gesammelt in Ihre Sitzknochen, verankert in Ihren Fersen, lassen Ihre beiden Arme seitlich herunterhängen und sammeln sich auch in Ihre Hände: *Seien Sie jetzt Ihre beiden Hände.*
• Dann drehen Sie – nur aus den Handgelenken heraus, und ohne Oberarme und Schultern aktiv einzubeziehen – Ihre Hände so nach außen, daß die Handflächen nach vorn geöffnet sind.
• Mit ruckartigem und sehr kräftigem Impuls spreizen Sie alle zehn Finger ab, bis in die Fingerkuppen hinein, die wie Blitzableiter nach unten weisen. Bleiben Sie so. Sie können durch diese Außendrehung der Hände einen Dehnzug zwischen Fingerkuppen und Schultergelenken, und damit den geöffneten Herzraum spüren, den weiten Raum zwischen Brustbein, Achselhöhlen und Schulterblättern. Mehr noch: Durch das Geerdetsein Ihrer Füße nehmen Sie die Wechselbeziehung wahr zwischen Fersen und jeder einzelnen Ihrer Fingerkuppen, spüren den kraftvoll strömenden Atem zwischen Fersen, Beckengrund und geöffnetem Herzraum. (Nicht öfter als 5 bis 7 Atemzüge lang.)
Im Nachvollziehen zentriert sich Ihr gesammeltes Empfinden im »Aus« und »Ein« Ihres Atems – Ihrer Quelle seelischer Kraft.

Wenn die Streßbelastung so stark ist, daß in Ihnen Spannungen oder Druck entstehen, die Sie blockieren, überwinden Sie Ihre Antriebsschwäche und orientieren sich an den Möglichkeiten, die Sie jetzt haben, um Ihren Atem und sich selbst wieder in Fluß zu bringen: Reagieren Sie erst einmal alles, was Sie belastet mit der Übung *»Dampf ablassen«* ab (→ Seite 57). Nach diesem befreienden »sch« wird es Ihnen leichtfallen, »zu sich zu kommen« mit Hilfe der letzten Übung:

## Tun und Lassen

*Übung:*

Sie sitzen verankert im Wurzelquadrat und bleiben während der gesamten Übung bewußt geerdet und im Kontakt zwischen Fußsohlen und Boden. Ihre Arme hängen, ohne jede Spannung, zwischen den etwas weiter geöffneten Oberschenkeln herab.

• Geben Sie mit beiden Füßen, vor allem mit Ihren Fersen einen leichten Druckimpuls zum Boden hin und lösen ihn dann wieder, das heißt, *lassen Sie sich dabei völlig los in Ihren Kniekehlen!* Je weniger Sie sich im Brust-, Nacken- oder Schulterraum festhalten, desto unmittelbarer und befreiender spüren Sie während des leichten Druckkontaktes Ihrer Fersen mit dem Boden – im inneren Mitvollziehen – den gleichzeitigen Impuls und das Fließen Ihres Einatems: so, als würde er aus den geerdeten Fersen heraufströmen, entlang der Rückseite der Unterschenkel, der Kniekehlen, der Oberschenkel, und sich breitflächig »anlehnen« an Ihren dadurch immmer weiter werdenden Lendenwirbelsäulenbereich.

• *Aber lassen Sie nur soviel Atem einströmen, wie von selber kommen mag – das heißt, der Einatem sollte für Sie nur im Bauch-Beckenraum spürbar sein, sonst entsteht ein Engegefühl im Brustraum!*

• Folgen Sie doch einfach Ihrem »natürlichen« Rhythmus und lassen mit gleichzeitigem Sich-Freigeben, das heißt, Locker- und Weichwerden in den Kniekehlen, Ihren Atem einmünden in das Abfließen Ihres Ausatems. Dieses Sich-Freigeben bezieht den ganzen Körper bis in den Kopf ein und bewirkt tiefes Los- und Abfließenlassen von Spannungen. Und dieses Freigeben in den Kniekehlen ist es auch, das gleichzeitig eine sanfte, nach vorn fließende Bewegung auslöst, nicht stärker, als wenn Windhauch einen Bambuszweig bewegt.

• Im Rhythmus von »Ein« und »Aus« wiederholen Sie dieses, in der Basis entstehende sanfte Bewegtwerden nach vorn und zurück (etwa 2 Minuten lang): *Pendeln Sie sich* – selbstvergessen – *wieder ein in Ihren Rhythmus* und werden eins mit sich in diesem gleichbleibenden Wechsel von Tun und Lassen.

• Dann beenden Sie die Bewegung allmählich, kommen zur Ruhe, bis Sie sich wieder »im Lot« fühlen, und spüren nach.

# Zum Nachschlagen

## Kleines Lexikon

**Hochatmung:** Form der Fehlatmung. Bedingt durch den unbewußten Versuch, Überforderung überwiegend vom Kopf her zu regieren, wird die Atmung »kopfnah« und bleibt auf den Brustraum beschrankt (auch Schlüsselbeinatmung, Angstatmung, Flachatmung genannt).
**Hyperventilation:** Durch zu rasches Atmen kommt es zu einer über den Bedarf hinaus gesteigerten Sauerstoffzufuhr. Diese unangenehme, aber ungefährliche »Überatmung« ist oft emotionsbedingt und entsteht besonders durch Hochatmung. H. kann zu Zittern und Krampfzuständen in den Gliedmaßen oder auch in der Lippenmuskulatur führen. Abhilfe durch *Tütenatmung*: Halten Sie sich eine Plastiktüte mit der Öffnung so vor Mund und Nase, daß Sie keine weitere Frischluft mehr atmen können. Atmen Sie einige Minuten möglichst ruhig in die Tüte aus und aus der Tüte ein. Beruhigt sich die Atmung nicht innerhalb von 30 Minuten, bleiben Sie ruhig, und rufen Sie den Arzt.
**Kontemplieren:** Inneres Betrachten einer Handlung oder eines Gegenstandes im inneren Mitvollzug.
**Sacrum:** → **Wirbelsäule**
**Wirbelsäule:** Sie besteht aus sieben Halswirbeln, zwölf Brustwirbeln, fünf Lendenwirbeln, ihr unterster Teil wird vom Sacrum = Kreuzbein gebildet, das aus fünf miteinander verwachsenen Kreuzbeinwirbeln besteht und mit dem Steißbein, aufgebaut aus drei oder vier Steißbeinwirbeln, abschließt.
**Wurzelquadrat:** → Seite 35
**Zwerchfell:** → Seite 10

## Sachregister

# GU Gesundheits-Ratgeber »Ganzheitlich leben«

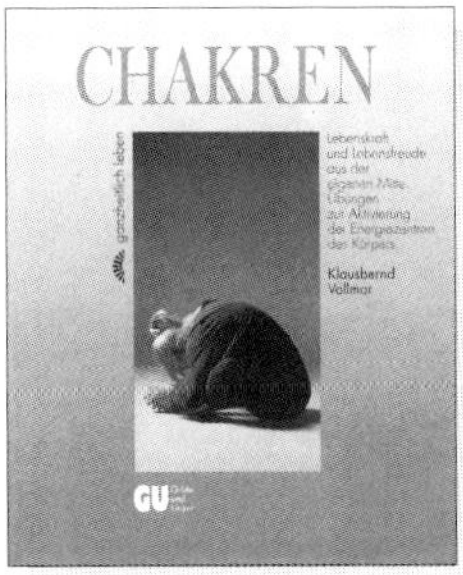


Klausbernd Vollmar
**Chakren**
Lebenskraft und Lebensfreude aus der eigenen Mitte. Übungen zur Aktivierung der Energiezentren des Körpers.
80 Seiten mit Fotos, Paperback.

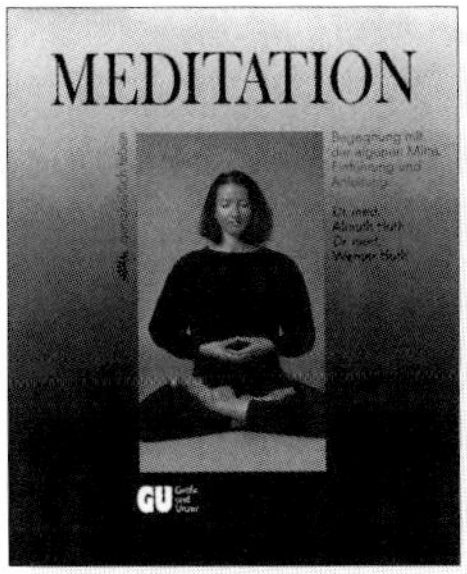


Dr. med. Almuth Huth
Dr. med. Werner Huth
**Meditation**
Begegnung mit der eigenen Mitte. Einführung und Anleitung.
80 Seiten mit Fotos, Paperback.

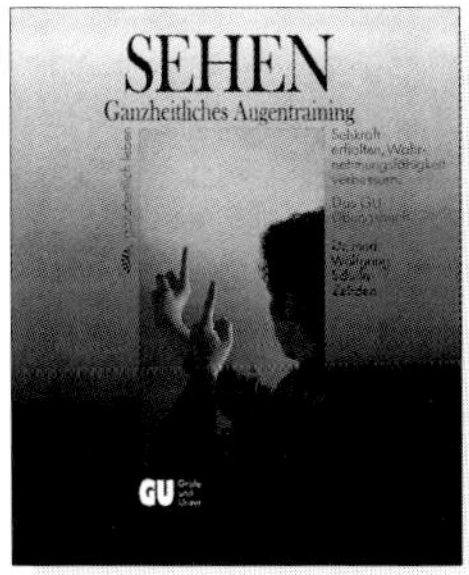


Dr. med. Wolfgang Schultz-Zehden
**Sehen – Ganzheitliches Augentraining**
Sehkraft erhalten, Wahrnehmungsfähigkeit verbessern.
80 Seiten mit Fotos, Paperback.

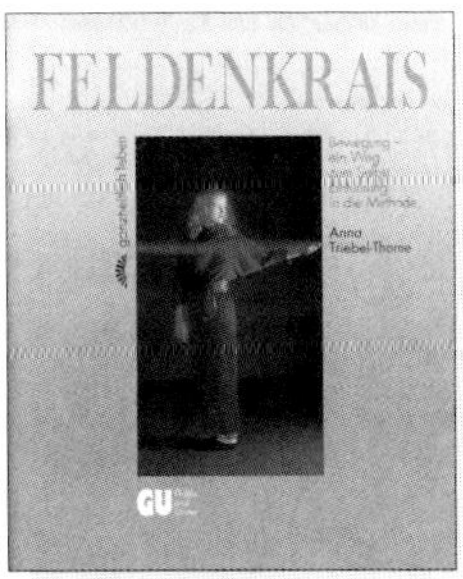


Anna Triebel-Thome
**Feldenkrais**
Bewegung – ein Weg zum Selbst. Einführung in die Methode.
80 Seiten mit Fotos, Paperback.

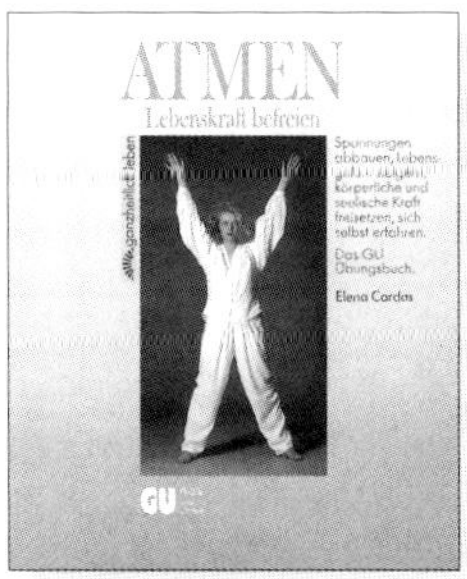


Elena Cardas
**Atmen – Lebenskraft befreien**
Spannungen abbauen, Lebensgefühl steigern, körperliche und seelische Kraft freisetzen, sich selbst erfahren.
80 Seiten mit Fotos, Paperback.

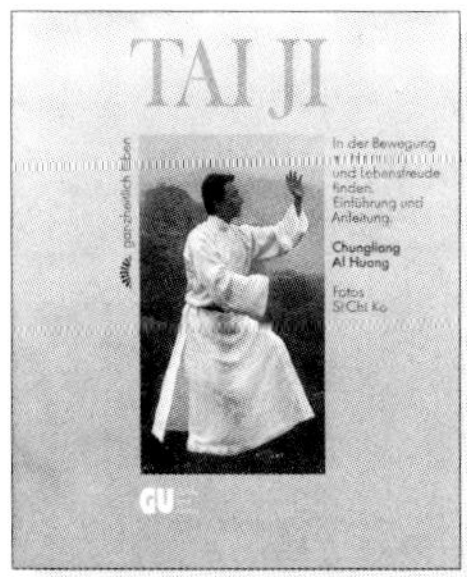


Chungliang Al Huang
**Tai Ji**
In der Bewegung zu Harmonie und Lebensfreude finden. Einführung und Anleitung,
80 Seiten mit Fotos, Paperback.

GU Gräfe und Unzer

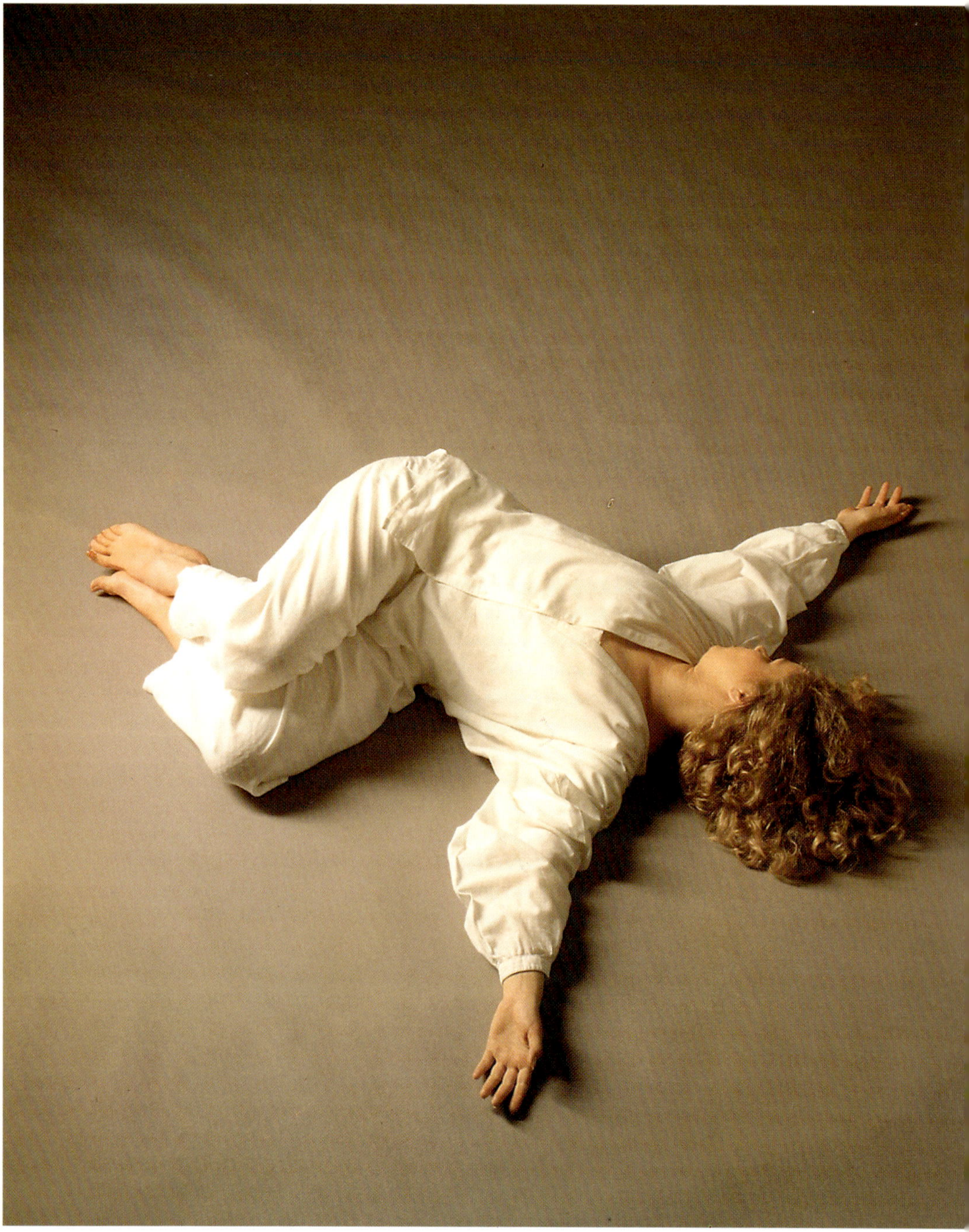

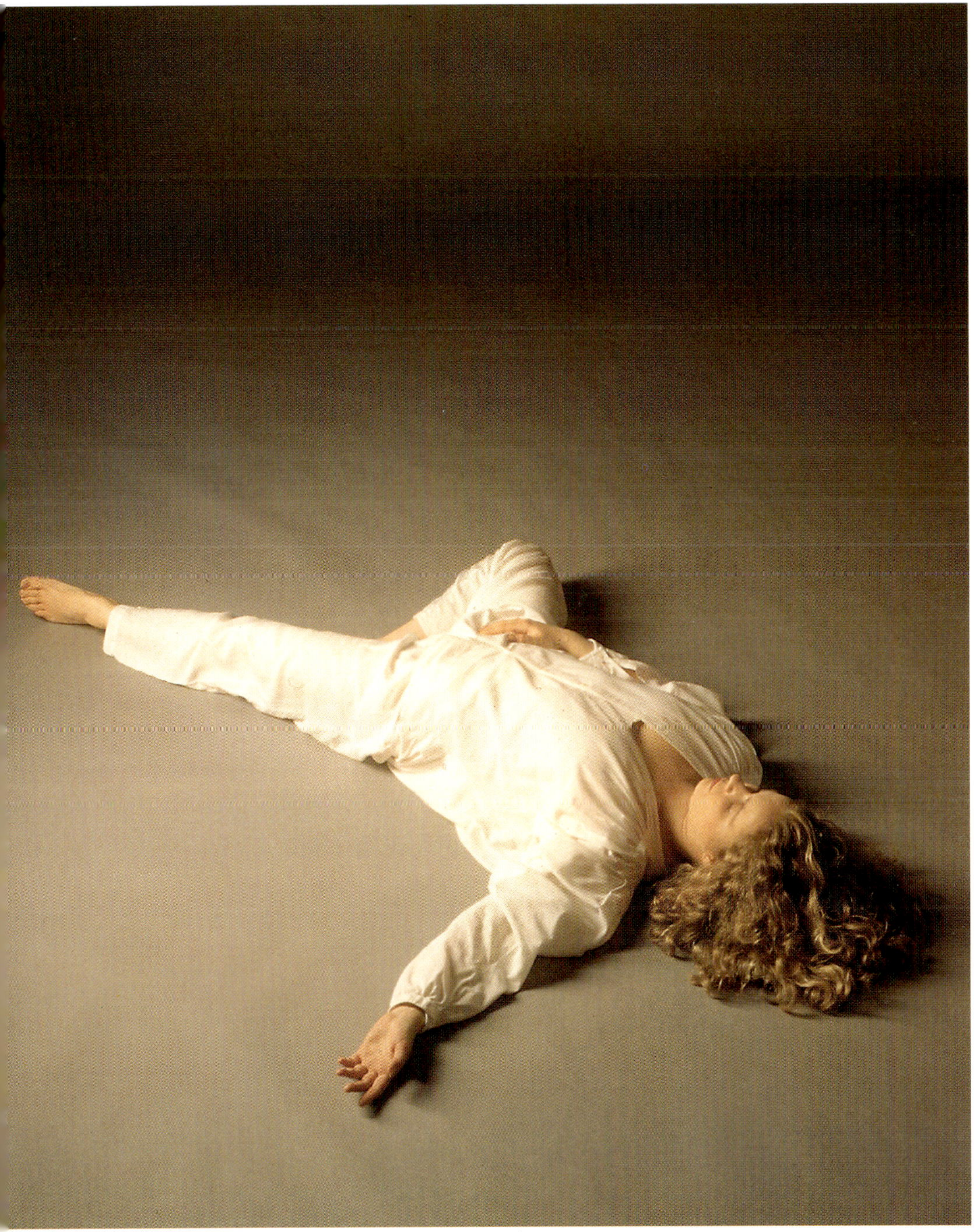

## Bücher, die weiterhelfen

Alexander, G.: *Eutonie, ein Weg der körperlichen Selbsterfahrung;* München 1977

*Atemschulung als Element der Psychotherapie;* hrsg. von Lucy Heyer-Grote, Darmstadt 1970

Coblenzer, H., Mukar, F.: *Atem und Stimme;* Wien 1976 (**4**)

Derbolowsky, U.: *Atem und Stimme in Psychotherapie und Praxis, Atem und Mensch;* 1960

Derbolowsky, U.: *Richtig atmen hält gesund;* Düsseldorf-Wien 1978

Draayer, H.: *Finde Dich selbst durch Meditation. Anleitungen und Übungen für den inneren Weg;* München 1984

Dürckheim K.: *Durchbruch zum Wesen;* Bern-Stuttgart-Wien 1972

Dürckheim K.: *Japan und die Kultur der Stille;* Weilheim 4. Auflage

Dürckheim K.: *Hara, die Erdmitte des Menschen;* Weilheim 1975 (**2**)

Dürckheim K.: *Der Alltag als Übung;* Bern-Stuttgart, Wien 1984

Dürckheim K.: *Meditieren – wozu und wie, die Wende zum Initiatischen;* Freiburg-Basel-Wien 1976

Faller, A.: *Der Körper des Menschen. Einführung in Bau und Funktion;* Stuttgart 1967

Feldenkrais, M.: *Bewußtheit durch Bewegung;* Frankfurt 1968

Feldenkrais, M.: *Die Entdeckung des Selbstverständlichen;* Frankfurt 1987

Glaser, V.: *Eutonie, das Verhaltensmuster des menschlichen Wohlbefindens;* Heidelberg 1981

Huang, Ch. Al: *Lebensschwung durch Tai Chi;* Weilheim 1985

Huth, A. und W.: *Meditation – Begegnung mit der eigenen Mitte;* München 1988

Kallmeyer, H.: *Heilkraft durch Atem und Bewegung: Erfahrungen eines Lebens für die Gymnastik;* Heidelberg 1975

Keleman, H.: *Leib-haftes Leben. Wie wir uns über den Körper wahrnehmen und gestalten können;* München 1979

Kjellrup, M.: *Bewußt mit dem Körper leben: Spannungsausgleich durch Eutonie;* München 1980

Kofler, L.: *Die Kunst des Atems;* Leizig 1924

Lindenberg, W.: *Yoga mit den Augen eines Arztes. Eine Unterweisung;* Berlin 1960

Lysebeth, A.: *Die große Kraft des Atems: Die Atemschule des Pranayama, Lehre und Übung;* Weilheim 1972

Marquardt, H.: *Reflexzonenarbeit am Fuß;* Heidelberg 1980

Mengershausen, I. v.: *Bewegungsübungen und Selbstmassage, Quellen der Gesundheit;* Bad Homburg v.d.H. 1980

Middendorf, I.: *Der erfahrbare Atem, eine Atemlehre;* Paderborn 1987 (**1**)

Ostertag, S.: *Einswerden mit sich selbst, ein Weg der Erfahrung durch meditative Übungen;* München 1981

Parow, J.: *Funktionelle Atmungstherapie;* Stuttgart 1953

Platzer, W.: *Bewegungsapparat (Taschenbuch der Anatomie);* Stuttgart 1979

Stangl, M.-L.: *Die Welt der Chakren. Praktische Übungen zur Seins-Erfahrung;* Düsseldorf 1985

Schaarschuch, A.: *Der atmende Mensch. Lösungs- und Atemtherapie in Ruhe und Bewegung, Gesundheit und Erkrankung, im Handeln und im Meditieren;* Bietigheim 1979 (**3**)

Schlaffhorst, C., Andersen, H.: *Atmung und Stimme;* Wolfenbüttel 1928

Schmitt, J.L.: *Atemheilkunst;* München 1960

Schmitt, J.L.: *Das Hohelied vom Atem;* München 1966

Schmitt, J.L.: *Fülle des Atems;* München 1973

Triebel-Thome, A.: *Feldenkrais. Bewegung – ein Weg zum Selbst;* München 1989

Tschung Tse: *Lebe bewußt! Wegweisungen zur Sinnerfüllung des Daseins;* Engelberg/Schweiz und München 1976

Vollmar, K.: *Chakren. Lebenskraft und Lebensfreude aus der eigenen Mitte;* München 1989

## Adressen, die weiterhelfen

über: AFA, Verband der Pneopäden e.V., Sitz Freudenstadt, Geschäftsstelle: Grabenstraße 39, 1000 Berlin 45